Herausgegeben von
Silvia Schön und Hans-Joachim Woitowitz

Asbest und seine Opfer

Wir klagen an

Kellner Verlag
Bremen Boston

Dieses Buch ist bei der Deutschen Nationalbibliothek registriert:
Die bibliografischen Daten können online angesehen werden:
http://dnb.d-nb.de

St.-Pauli-Deich 3 | 28199 Bremen
Tel. 0421 77866 | Fax 0421 704058
sachbuch@kellnerverlag.de
www.kellnerverlag.de

Layout: Julia Koal
Lektorat: Manuel Dotzauer, Klaus Kellner
Umschlag: Designbüro Möhlenkamp

ISBN 978-3-95651-002-1

Inhaltsverzeichnis

Grußwort

Claudia Roth

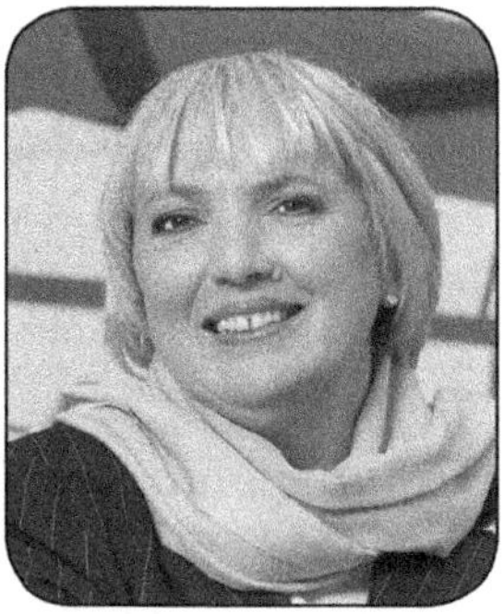

Menschen, die durch ihre Arbeit oder durch die Bedingungen am Arbeitsplatz krank wurden - insbesondere Asbestgeschädigte - wenden sich seit Jahren immer wieder an die Politik, wie in diesem Buch nachzulesen ist. Im Zentrum der Kritik von Betroffenen und ihren Unterstützern steht dabei, dass dieser Personenkreis im Prinzip dafür bestraft wird, weil Unternehmen oder Unfallversicherungsträger Gesundheitsgefährdungen nicht ermittelt haben oder Dokumente darüber nicht mehr vorhanden sind. Ohne Beweise werden ihnen dann zum Beispiel Reha-Maßnahmen und finanzielle Entschädigungen vorenthalten, die ihnen helfen, ihr schweres Schicksal etwas erträglicher zu gestalten. Das muss sich ändern! Eine Umkehr der Beweislast zu Gunsten der Betroffenen ist in diesem Bereich dringend geboten. Das ist eine wichtige Frage von Gerechtigkeit.

Das vorliegende Buch ist ein längst überfälliges, notwendiges Projekt, das einen Beitrag dazu leisten soll, dass die notwendigen politischen Entscheidungen zu Lebzeiten der Betroffenen gefällt werden. Die persönlichen Berichte der Asbestopfer oder ihrer Angehörigen berühren die Leserin tief, machen betroffen und teilweise auch wütend.

Es ist ein eindrucksvolles Dokument darüber, dass die Politik es viel zu lange versäumt hat, das Notwenige zu tun.

Es ist ein großer Verdienst der HerausgeberInnen, dieses Thema aus dem Kreis der unmittelbar Betroffenen herauszuholen und in eine breite Öffentlichkeit zu tragen.

Das Buch zeigt auch ganz exemplarisch, dass in unserer Gesellschaft Gewinnstreben und ökonomisches Denken viel zu häufig Vorrang vor dem Schutz der Gesundheit haben. Das ist auch heute noch ein Problem. Mir ist es ein wichtiges Anliegen, dass andere Prioritäten gesetzt werden wie Gesundheitsschutz, Lebensqualität und Gerechtigkeit.

Ich wünsche mir, dass von dem Buch eine starke öffentliche Debatte für mehr Gerechtigkeit zu Gunsten der Betroffenen ausgeht.

Claudia Roth,
Vizepräsidentin des Deutschen Bundestages

Vorwort

1993 wurde Asbest in Deutschland verboten. Warum beschäftigen wir uns über 20 Jahre danach immer noch mit dem Thema? Ganz einfach: Das Problem ist bis heute nicht gelöst! Und eine Lösung scheint nicht in Sicht zu sein.

Auch heute noch sterben zu viele Menschen an einer Asbesterkrankung. Viele von ihnen haben während ihrer Berufstätigkeit mit Asbest gearbeitet. Viele haben nur in unmittelbarer Nähe davon gearbeitet. Und nicht wenige haben gar nicht damit gearbeitet - wie zum Beispiel Ehefrauen, die zu Hause die asbestbelastete Arbeitskleidung ihrer Ehemänner gereinigt haben, oder deren Kinder.

Asbest ist ein todbringendes Mineral. Es kann Asbestose, Lungen- und Kehlkopfkrebs sowie Mesotheliom verursachen. Man stirbt nicht sofort, sondern nach langer Latenzzeit - häufig nach 30 bis 60 Jahren. Deshalb wird es auch in Zukunft noch viele Asbesterkrankte und Tote geben. Auch heute noch ist Asbest in vielen vor 1993 erbauten Häusern vorhanden und wird zu Asbesterkrankungen und zum Tod von Menschen führen.

Unser Rechtssystem hat Folgendes festgelegt: Erleiden Menschen eine Berufskrankheit, sind Reha-Maßnahmen und Entschädigungen vorgesehen. Aber: Die Betroffenen müssen faktisch beweisen, dass sie durch ihre Arbeit und nicht durch andere Ursachen erkrankt sind. Und hier liegt der Hase im Pfeffer! Für die Betroffenen ist es kaum möglich, nach so vielen Jahren den Beweis dafür zu erbringen, dass ihre Arbeitsplatzsituation ursächlich für ihre Erkrankung ist. Das Ergebnis: Sie bekommen meist keine Entschädigung.

Ob sie eine Entschädigung bekommen, entscheiden die Rentenausschüsse der Berufsgenossenschaften. Sie sind paritätisch aus Arbeitgeber/-innen und Arbeitnehmer/-innen besetzt. Für ihre Entscheidungen ziehen sie meist medizinische Gutachten heran. Die Unabhängigkeit vieler Gutachter/-innen wird seit Jahren in Zweifel gezogen. Auch verstehen viele Betroffene nicht, warum sich die Arbeitnehmervertreter/-innen nach ihrer Wahrnehmung nicht auf ihre Seite stellen.

Nach dem ablehnenden Rentenbescheid steht der Rechtsweg offen. Doch auch vor Gericht beziehen sich Richter/-innen häufig wieder auf Gutachter/-innen, an deren Unhabhängigkeit immer wieder Zweifel aufkommen. Auch dann müssen die Betroffenen viele Jahre nach der Asbestbelastung den Beweis erbringen. Ebenfalls häufig unmöglich!

Unser Rechtssystem muss künftig berücksichtigen, dass Betroffene in der Regel nicht in der Lage sind, diesen Beweis zu erbringen. Es ist auch nicht ihre Aufgabe! Schließlich gibt es eine Ermittlungspflicht der Berufsgenossenschaften. Arbeitgeber müssen nach unserem Arbeitsschutzrecht krankmachende Arbeitsumgebungen dokumentieren und umfassende Schutzmaßnahmen ergreifen. Solche Dokumente sind leider häufig nicht vorhanden. Dies darf nicht zum Nachteil der Betroffenen ausgelegt werden. Deshalb muss es eine Beweislastumkehr geben. Es darf nicht sein, dass denjenigen die Beweislast auferlegt wird, die dafür weder zuständig noch in der Lage sind!

Im europäischen Ausland wird mit Asbesterkrankten teilweise besser umgegangen. So wurde im Jahr 2012 der Fabrikant eines Eternit-Werkes in Turin zu langen Freiheitsstrafen und hohen Schadensersatzzahlungen an die Betroffenen verurteilt.

Zurzeit erhalten die Betroffenen Unterstützung von Asbestose-Selbsthilfegruppen, zum Teil Beratungsstellen für Berufserkrankte oder ihren Krankenkassen. Dafür sind alle dankbar!

Dieses Buch ist allen durch Asbest erkrankten Menschen und ihren Angehörigen gewidmet. Es stellt bewusst die Schicksale der Betroffenen in den Mittelpunkt. Die 14 Asbesterkrankten beziehungsweise deren Angehörige in diesem Buch stehen stellvertretend für die vielen

Tausend, die eine ähnlich leidvolle Geschichte erzählen könnten. Ein Teil der Betroffenen wollte sich nur anonym äußern. Zu groß ist ihre Angst vor Abstrafung durch die Berufsgenossenschaften und Unfallkassen. Es ist die Furcht vor einer endgültigen Ablehnung ihrer Anträge oder vor Leistungskürzungen. Es ist nachvollziehbar, dass diese Menschen das Vertrauen in den Rechtsstaat verloren haben.

Wir wollen mit diesem Buch - sicher zum wiederholten Mal - auf ein riesiges Problem in der Arbeitswelt, aber auch in der Umwelt aufmerksam machen. Und vor allem wollen wir, dass sich etwas ändert! Wir wollen, dass Asbesterkrankte korrekt entschädigt werden und es eine bessere Prävention gibt, damit wir künftig deutlich weniger Berufserkrankte mit langen Leidensgeschichten beklagen müssen. Wir wollen, dass die berufliche Verursachung einer Erkrankung immer dann angenommen wird, wenn die Erkrankung eine anerkannte Berufskrankheit ist und der Arbeitgeber nicht beweisen kann, dass er alles Zumutbare zur Schadensverhütung unternommen hat oder wegen fehlender Dokumente die Tatsachen nicht ermittelt werden können.

Dieses Buch hätte ohne die freundliche Unterstützung der AOK Bremen/Bremerhaven nicht erscheinen können. Dafür möchten wir ausdrücklich danken. Wir möchten das große Engagement der AOK Bremen/Bremerhaven in der Beratung ihrer Mitglieder bei der Anerkennung einer Berufskrankheit hervorheben. Ebenfalls haben sie mit der »Digitalen Hafenkarte« zum Umgang mit Asbest einen wichtigen Beitrag zur Beweisbeschaffung geleistet. Eigentlich eine Aufgabe der Unfallversicherungsträger! Abschließend wollen wir allen Personen danken, die das Buchprojekt in den letzten zwei Jahren unterstützt haben, insbesondere dem KellnerVerlag für seine Geduld mit uns.

Silvia Schön und Hans-Joachim Woitowitz

1. Teil: Berichte der Fachleute

Asbest: ein menschliches und politisches Drama – Zeit zum Handeln!

Silvia Schön

»Wir klopften diese Säcke aus. Das staubte fürchterlich. Wir waren von oben bis unten weiß. Und wir atmeten das ganze Zeug ein!«
»Wenn der Wind ungünstig stand, verteilte sich der Staub im Stadtteil!«

Diese Zitate von Zeitzeugen mögen einen Einblick in die Verantwortungslosigkeit im Umgang mit Asbest geben.

Arbeitnehmerinnen und Arbeitnehmer, die direkt mit Asbest arbeiteten, wurden häufig nicht über deren Gesundheitsgefahren aufgeklärt und hatten häufig keinerlei Schutzmaßnahmen zur Verfügung – Arbeitnehmerinnen und Arbeitnehmer an benachbarten Arbeitsplätzen, sogenannte Bystander, erst recht nicht. Das geht aus zahlreichen Berichten von Betroffenen hervor.

Schutzlos ausgeliefert konnte auch die in der Nähe wohnende Bevölkerung sein oder die Familie der Asbestarbeiterinnen und -arbeiter. Denn immer wieder kam es vor, dass asbestbelastete Arbeitskleidung mit nach Hause genommen wurde.

Auch zum Beispiel der Umschlag von Asbest im Hafen sorgte bei ungünstiger Windrichtung für eine großflächige Verteilung, so die Aussagen vieler Zeitzeuginnen und -zeugen. Gesundheitsschutz war offenbar von untergeordneter Bedeutung. Fest steht jedenfalls: Sehr viele Menschen wurden und werden immer noch krank durch Asbest.

Gesundheitsgefahr seit vielen Jahrzehnten bekannt

Dabei ist das Problem lange bekannt: Bereits Ende des 19. Jahrhunderts gab es Hinweise, dass von Asbest Gesundheitsschäden ausgehen können. In den 1920er-Jahren wusste man bereits, dass Asbest zu einer narbigen Umwandlung des Lungengewebes führen kann, der sogenannten Asbestose. In Deutschland wurde sie 1936 als Berufskrankheit anerkannt. Seit Ende der 1930er-Jahre ist das Lungenkrebsrisiko und seit den 1960er-Jahren das Brust- und Bauchfell-Mesotheliom im Zusammenhang mit Asbest bewiesen. Der asbestbedingte Lungenkrebs wurde 1943 und das Mesotheliom 1976 als Berufskrankheit anerkannt.

Nach der Berufskrankheitenverordnung (BKV) gibt es heute folgende asbestbedingte Berufskrankheiten: Asbestose der Lunge oder durch Asbeststaub verursachte Erkrankung des Rippenfells (BK 4103), Lungen- oder Kehlkopfkrebs (BK 4104) und Mesotheliom des Rippenfells, des Bauchfells oder des Herzbeutels (BK 4105). Darüber hinaus gibt es noch den Lungenkrebs, der durch Zusammenwirken von Asbest und polycyclischen aromatischen Kohlenwasserstoffen (BK 4114) verursacht wird.

Die gesundheitsschädliche Wirkung von Asbest ist hauptsächlich auf die Länge und den Durchmesser seiner Fasern zurückzuführen. Eingeatmete, lungengängige Fasern können sich im Lungengewebe festsetzen. Mittlerweile beschreibt die Wissenschaft auch einen Zusammenhang von Asbestbelastung und Eierstockkrebs. Dafür ist in Finnland bereits eine Entschädigung möglich.

Schutzvorschriften und Verbot kommen für viele Betroffene zu spät

Obwohl das Asbestrisiko seit Jahrzehnten bekannt war, haben die Berufsgenossenschaften offenbar erst 1966 die ersten Regeln für Schutzmaßnahmen vor Asbeststaub aufgestellt. Die ersten rechtsverbindlichen Schutzvorschriften wurden 1972 eingeführt. Erst nach jahrelangen heftigen Kontroversen zwischen Asbest verarbeitenden Unternehmen, Gewerkschaften und Politik gelang es 1993, ein generelles Herstellungs-, Vermarktungs- und Verwendungsverbot von Asbest in Deutschland durchzusetzen. In der Europäischen Union gibt es seit 2005 ein generelles Verbot. Viel zu spät! Ein früheres Verbot hätte viele Menschenleben retten können.

Und noch heute ist Asbest in unbekannter Größenordnung in vor 1993 errichteten Gebäuden zu finden und damit auch in der Umwelt. Außerdem wird Asbest immer noch in diversen Ländern der Welt abgebaut und auf dem Weltmarkt vertrieben. Dadurch gelangen immer wieder illegale Importe nach Deutschland. Die Asbestgefahr ist nicht gebannt.

Trotz seiner Gesundheitsgefährdung galt Asbest über viele Jahrzehnte als »Mineral der tausend Möglichkeiten«, als idealer Werkstoff! Er ist hitze- und säurebeständig. Er wurde vornehmlich in der Hochtemperaturdämmung, im Brandschutz, in Brems- und Kupplungsbelägen, zu Dichtungs- und Isolierzwecken, als asbestzementhaltiger Baustoff und in der Hitzeschutzkleidung eingesetzt. Mit Asbest war ein riesiger Markt und ein großes Geschäft verbunden. Mehr als 3.500 Produkte wurden aus Asbest hergestellt. Der Verbrauch in Deutschland (West) betrug allein in der Zeit von 1950 bis 1985 etwa 4,4 Millionen Tonnen.

Am meisten waren Arbeitnehmer/-innen am Bau, im Schiffs- und Kraftwerksbau, im Automobilbereich, in der Textilindustrie, bei der Asbestzementherstellung sowie bei der Verladung im Hafen gefährdet – aber auch Arbeitnehmer/-innen an benachbarten Arbeitsplätzen, weil sich der Asbeststaub großflächig verteilte. Und besonders perfide: Die Familie zu Hause wurde durch asbestbelastete Arbeitskleidung gefährdet. Ehefrauen und Kinder haben nach der Rechtsprechung des Bundessozialgerichtes keine Möglichkeit, ihre Erkrankung als Berufserkrankung anerkannt zu bekommen. Sie sind keine Beschäftigten des Betriebes und haben damit keinen Anspruch auf Entschädigung. In anderen Ländern, wie etwa Frankreich, wird das offenbar anders gehandhabt. Wir sollten uns daran ein Beispiel nehmen!

Das Tückische an einer Asbesterkrankung ist: Sie bricht häufig erst 30 bis 60 Jahre nach dem Kontakt aus.

Deshalb gehen viele Expertinnen und Experten davon aus, dass der Höhepunkt der Erkrankungen erst zwischen 2017 und 2025 zu erwarten ist. Also: Obwohl sich das Verbot 2014 zum 21. Mal jährte, hat das Problem Asbest nichts von seiner Aktualität verloren.

Für die Betroffenen und deren Familien bedeutet eine Asbesterkrankung unendliches Leid. Und das in doppelter Hinsicht. Das Schlimmste ist: Eine Asbesterkrankung ist nicht heilbar, sie verläuft meist tödlich! Diese Diagnose verändert im Leben der Betroffenen und ihrer Familien alles! Zusätzlich das Unfassbare für sie ist: ihre Erkrankung wird überwiegend nicht als Berufskrankheit anerkannt und noch seltener entschädigt.

Die Last mit der Beweislast!

Obwohl asbestbedingte Erkrankungen entsprechend der BK-Nummern 4103 bis 4105 anerkannte Berufskrankheiten und Reha-Maßnahmen sowie Entschädigungen vorgesehen sind, sieht es im konkreten Fall häufig ganz anders aus. Das Zauberwort heißt: Beweislast!

Zunächst müssen die Unfallversicherungsträger – also Berufsgenossenschaften und Unfallkassen – nach einer Berufskrankheiten-Anzeige von sich aus den Sachverhalt der Erkrankung ermitteln. Sie haben eine sogenannte Amtsermittlungspflicht (§ 20 SGB X). Allerdings muss im deutschen Sozialrecht letztendlich derjenige, der Leistungen begehrt – also Entschädigungszahlungen oder/und Reha-Maßnahmen – die Tatsachen beweisen, welche die Rechtmäßigkeit seiner Ansprüche begründen. Das bedeutet, die Betroffenen müssen faktisch beweisen, dass ihre sozialversicherte Berufstätigkeit die Ursache ihrer Erkrankung ist. Also: Die Diagnose einer Asbesterkrankung reicht nicht aus. Es muss auch ausgeschlossen sein, dass die Erkrankung aus dem privaten Umfeld kommt oder »schicksalhaft« ist. Und sie muss schlimm genug sein, damit sie überhaupt entschädigt wird. 20 Prozent Minderung der Erwerbsfähigkeit (MdE) müssen mindestens diagnostiziert und im Rentenausschuss der Berufsgenossenschaft anerkannt werden. Diese Hürde ist hoch. Ein Blick auf die Zahlen verdeutlicht das: In Deutschland wurden in der Zeit von 1995 bis 2012 143.488 Verdachtsfälle einer asbestbedingten Berufskrankheit den Unfallversicherungsträgern (UVT) gemeldet. Davon wurden 64.752 Fälle anerkannt. Das sind knapp 45 Prozent. Das heißt nicht, dass die Erkrankten entschädigt wurden. Dazu muss eine Erwerbsminderung von mindestens 20 Prozent MdE festgestellt werden. Dies wurde nur 34.677 Betroffenen zugestanden, also 24 Prozent bezogen auf die Verdachtsfälle. Nur sie erhielten eine Rente, die anderen nicht.

Mit der BK-Anzeige beginnt für die Betroffenen oft ein entwürdigender, langer, quälender und am Ende häufig erfolgloser Weg. Entwürdigend deshalb, weil Menschen, die besonders krank sind und vielleicht nicht mehr lange zu leben haben, besonders stark sein müssen, um im Rechtsdschungel zwischen Gesetzen, Verordnungen, Berufsgenossenschaften, Gutachten und Gerichten zu ihrem Recht zu kommen. Manche dieser Auseinandersetzungen ziehen sich über viele Jahre hin, häufig chancenlos, eine Entschädigung zu erhalten. Dazu kommt, dass ihnen sehr oft das Geld für gute anwaltliche Unterstützung fehlt. Unabhängige Beratungsstellen für die Unterstützung gibt es leider zu selten.

Ungleicher Kampf zwischen Betroffenen und Unfallversicherungsträgern

Es ist ein ungleicher Kampf, der nicht auf Augenhöhe ausgefochten wird und von Macht und Ohnmacht geprägt ist. Betroffene haben in der Regel kaum Chancen zu beweisen, dass ihre sozialversicherte Arbeit die Ursache ihrer Krankheit ist. Erst recht nicht, wenn zwischen der Tätigkeit und Beginn der Krankheit viele Jahre vergangen sind. Arbeitnehmerinnen und Arbeitnehmer verfügen normalerweise nicht über betriebliche Unterlagen, aus denen hervorgeht, mit welchen Materialen über welche Zeiträume sie gearbeitet haben. Häufig ist ihnen gänzlich unbekannt, welchen Belastungen und Gefährdungen sie ausgesetzt waren und welche Stäube sie möglicherweise eingeatmet haben.

Meistens gibt es auch gar keine betrieblichen Unterlagen darüber. Entweder wurden die Daten gar nicht erhoben, nicht gesammelt oder inzwischen vernichtet. Besonders bei Betriebsaufgaben kann das der Fall sein. Betriebliche Beweise über die Dauer und die Intensität der Belastung kann nur der Arbeitgeber beibringen! Die Beschäftigten haben strukturell keinen Zugang zu diesen Beweismitteln! Im Ergebnis liegt dann Beweislosigkeit vor - zu Lasten der Betroffenen. Sie tragen die Konsequenzen aus einem Sachverhalt, den sie nicht zu verantworten haben, und werden dafür bestraft. Nach meiner Auffassung darf das in unserem Rechtsstaat nicht sein! Künftig sollte daher eine Glaubhaftmachung und im Zweifelsfall eine eidesstattliche Versicherung des Betroffenen ausreichen. Das deutsche Recht kennt das aus der Kriegsopferentschädigung. Auch Kriegsopfer können in der Regel nicht den Beweis der Verursachung ihrer Schädigung erbringen.

Hinzu kommt, dass sich die beauftragten medizinischen Gutachter/-innen häufig darin widersprechen, ob die Krankheit oder ihr Schweregrad tatsächlich durch die sozialversicherte Tätigkeit verursacht wurde. Wie kann es sein, dass der/die eine Gutachter/-in zu einer Beurteilung von unter 20 Prozent MdE kommt, so dass die Berufsgenossenschaft nicht zahlen muss? Der/die nächste aber zu einem Ergebnis von über 20 Prozent MdE und der dritte auf 80 Prozent MdE? Welchem Gutachten soll geglaubt werden? Die Gerichte wissen es häufig auch nicht! In jedem Fall liegt nicht die sogenannte Widerspruchsfreiheit vor und das geht zu Lasten der Erkrankten. Häufig schließt sich eine Odyssee jahrelanger Rechtsstreitigkeiten an. Das fordert Zeit und Kraft, welche die Betroffenen nicht haben. Am Ende kommen sie aus ihrer Sicht nicht zu ihrem Recht oder sterben vorzeitig. Es ist offensichtlich, dass hier dringender Handlungsbedarf zu Gunsten der Erkrankten besteht.

Politische Initiativen – Betroffenen zu mehr Recht verhelfen

Bündnis 90/DIE GRÜNEN im Land Bremen

Die Bremer Grünen haben seit vielen Jahren das Thema auf der politischen Agenda. Zusätzliche Schubkraft bekam es, als die Bürgerschaftsfraktion 2009 eine Anhörung unter dem Titel *»Krank durch Asbest - aber nicht schlimm genug! Wie verhalten sich Berufsgenossenschaften und Sozialgerichte?«* durchführte. Die Berichte der Betroffenen waren schockierend. Die Fraktion versprach den Betroffenen

- sich einen Überblick über das Ausmaß der Asbest-Erkrankungen im Bundesland Bremen zu verschaffen,
- sich für eine Asbestberatungsstelle für die Betroffenen einzusetzen
- und sich auf Bundesebene für die Beweislastumkehr sowie neutrale Begutachtungen einzusetzen.

Mit der Großen Anfrage *»Die Situation der Asbest-Geschädigten in Bremen und Bremerhaven verbessern«* hatte sie die Datenlage ermitteln lassen. Im Ergebnis gab es in der Zeit von 1978 bis 2008 7.838 BK-Verdachtsanzeigen, davon bekamen 2.601 Erkrankte eine BK-Rente und weitere 2.445 Erkrankte eine Anerkennung ohne Rente. Dieses Ergebnis war ein weiterer Grund zum Handeln!

Auf Beschluss der Bremischen Bürgerschaft *»Beratungsstelle für von Berufskrankheiten Betroffene einrichten und Beweislastumkehr im Gesetz verankern«* vom 11. November 2010 wurde im Mai 2011 die Beratungsstelle für Berufskranke eingerichtet. Vermutlich die einzige in Deutschland, die ganz wesentlich aus öffentlichen Mitteln finanziert wird. Mit diesem Beschluss wurde der Senat ebenfalls aufgefordert, sich unter anderem für eine Beweislastumkehr sowie neutrale Begutachtungen einzusetzen und das gesetzlich festzuschreiben. Diese Forderungen fanden auch Eingang in das Landtagswahlprogramm der Bremer Grünen 2011 und in den rot-grünen Koalitionsvertrag.

Darüber hinaus setzen sich die Bremer Grünen dafür ein, dass sich die gesamte Partei das Anliegen der Beweislastumkehr zur Aufgabe macht. Folgender Beschluss der grünen Landesmitgliederversammlung vom Juli 2014 wurde als Antrag auf der Bundesdelegiertenversammlung im November 2014 für die Bundespartei gestellt:

»Bündnis 90/DIE GRÜNEN setzen sich auf allen Ebenen dafür ein, dass Menschen, die durch ihre berufliche Tätigkeit erkrankt sind, nicht weiterhin faktisch dafür die Beweislast haben, um Rente und Reha-Maßnahmen zu bekommen. Bundestags- und Landtagsfraktionen werden alle Möglichkeiten ausschöpfen, um eine Beweislastumkehr zu erzielen.«

Bundesland Bremen auf Bundesebene

Auf Grundlage des rot-grünen Koalitionsvertrags wurde das Bundesland Bremen bundespolitisch aktiv. Auf Bremer Initiative hatte die 88. Arbeits- und Sozialministerkonferenz (ASMK) am 23./.24. November 2011 mehrheitlich folgenden Beschluss gefasst und bat die Bundesregierung um Prüfung einer Umkehr der Beweislast sowie weiterer Beweiserleichterungen:

»Die Ministerinnen und Minister, Senatorinnen und Senatoren für Arbeit und Soziales der Länder bitten die Bundesregierung, bei der Novellierung des Berufskrankheitenrechts zu prüfen, wie und mit welchen Folgen weitere Beweislasterleichterungen durch eine Veränderung von § 9 Abs. 3 SGB VII erreicht werden können. Durch die Umkehr der Beweislast bei der Anerkennung von Berufskrankheiten könnte zukünftig zunächst bei einer Erkrankung an einer Berufskrankheit immer eine berufliche Ursache vermutet werden, wenn der Verursacher (Unternehmer/Arbeitgeber) anhand der Expositionsdatenlage nicht nachweisbar belegen kann, dass die Erkrankung keine berufliche Ursache haben kann und damit die wahrscheinliche Ursache außerhalb der beruflichen Tätigkeit liegen muss.«

(Dagegen stimmten: Bayern, Hessen, Niedersachsen, Saarland, Sachsen-Anhalt, Schleswig-Holstein, damals CDU/CSU-geführte Regierungen.)

Die Antwort der Bundesregierung im Jahr darauf:

> *»... Kurzfristig besteht für eine solche Reform kein Handlungsbedarf. Für eine Beweislastumkehr im Berufskrankheitenrecht besteht auch kein unmittelbarer Anlass. Die Versicherten selbst haben keine Beweisführungspflichten. Die notwendigen Voraussetzungen sind von Amts wegen festzustellen. Bereits nach geltendem Recht bestehen hierbei erhebliche Erleichterungen zugunsten der Versicherten ...«*

Die Arbeits- und Sozialminister der Länder waren mit diesem Ergebnis nicht zufrieden und verliehen ihrer Forderung erneut Nachdruck. In dem Bericht der 89. ASMK vom 17./18. Oktober 2012 heißt es dazu:

> *»... In seinem Sachstandbericht führt das Bundesministerium für Arbeit und Soziales (BMAS) aus, dass kurzfristig für eine Novellierung kein Handlungsbedarf besteht. Trotz der im Bericht des BMAS benannten Beweiserleichterungen kommt es immer wieder zu Beweisnot. Diese Lücke soll weiterhin geschlossen werden. Das Ziel des Beschlusses zu TOP 7.2 der 88. ASMK ist daher nicht erreicht und muss aufrecht erhalten bleiben.«*

Eine entsprechende Bundesratsinitiative des Bundeslandes Bremen ist in Vorbereitung. Die Bundesländer können allerdings über den Bundesrat die Bundesregierung nur auffordern, das Gesetz zu ändern. Denn das SGB VII, in dem die Beweislast geregelt ist, ist ein Bundesgesetz.

Europäisches Parlament

Im März 2013 hat das Europäische Parlament unter anderem die Forderungen beschlossen, dass alle asbestbedingten Erkrankungen als Berufskrankheit anerkannt, die Anerkennungsverfahren vereinfacht und die Beweislast nicht den Opfern auferlegt, sondern ihnen weitgehende Entschädigungsleistungen zugestanden werden (P7_TA-PROV(2013)0093). Die EU erwartet die Umsetzung dieser Forderungen in ihren Mitgliedsstaaten, also auch in Deutschland.

Grüne Bundestagsfraktion versus Bundesregierung
Im Juli 2013 fragte die Fraktion Bündnis 90/DIE GRÜNEN im Bundestag die Bundesregierung in einer Kleinen Anfrage (17/14465) zur *»Lage der Asbesterkrankten in Deutschland«* nach der gesellschaftlichen Verantwortung für die Opfer und einer besseren Anerkennung und Entschädigung ihrer Erkrankung. Die niederschmetternde Antwort: Die Bundesregierung sieht keinen Handlungsbedarf! Sie verneint, dass die Beweislast bei den Opfern liegt, da der Amtsermittlungsgrundsatz (§ 20 SGB X) für die gesetzliche Unfallversicherung gilt. Danach haben die Betroffenen keine Darlegungs- und Beweisführungspflichten. Weiter ist sie der Auffassung, dass es bereits Beweiserleichterungen gibt. Zum Beispiel werde die Dosis von 25 Faserjahren als Kausalität für den Lungenkrebs anerkannt. Auch wenn keine Unterlagen mehr über die Belastung am Arbeitsplatz vorlägen, sei das kein Problem für eine Entschädigung, So heißt es in der Antwort auf die Kleinen Anfrage:

> *»... die Asbestexposition der Versicherten retrospektiv abgeschätzt werden kann, auch wenn keine individuellen arbeitsplatzbezogenen Daten mehr vorliegen. [...] Der Kausalzusammenhang zwischen der schädigenden Asbesteinwirkung und der Erkrankung muss nach den unfallversicherungsrechtlichen Kausalanforderungen nicht im Wege des Vollbeweises, d. h. ›mit an Sicherheit grenzender Wahrscheinlichkeit‹, festgestellt werden, sondern lediglich hinreichend wahrscheinlich sein. [...] Diese Beweiserleichterungen sind nach Auffassung der Bundesregierung ausreichend, um die im Einzelfall bestehenden Feststellungsschwierigkeiten zu überwinden ...«*

Abschließend stellt sie fest, dass die Entschließung des Europäischen Parlaments sich nicht an die Mitgliedsstaaten, also an Deutschland, richtet und im Übrigen die heutige Asbestfaserkonzentration in der Umwelt zu vernachlässigen ist.

Mit dieser Antwort macht die Bundesregierung deutlich, dass sie den sozialen Schutz von Berufserkrankten nicht zu ihrer Sache machen will und die Entschädigungsrealität ignoriert.

Trotz Amtsermittlunspflicht ist es so: Wer Leistungen begehrt, muss beweisen, dass er durch die sozialversicherte Tätigkeit geschädigt wurde. Mit der Faserjahrberechnung wird eine wissenschaftliche Exaktheit kundgetan, die in der Realität kaum existiert. Je nachdem, welche Daten und Rahmenbedingungen zugrunde gelegt werden, können die Ergebnisse der Faserjahrberechnung stark schwanken. Was ist genau unter »hinreichender Wahrscheinlichkeit« zu verstehen, wenn doch die Berufsgenossenschaften auf »Widerspruchsfreiheit« bestehen? Welche Faserjahrberechnung wird dann zugrunde gelegt? Oder: Welche MdE wird zugrunde gelegt, wenn der eine Gutachter 20 Prozent MdE und der andere 80 Prozent MdE feststellt? Wie erklärt sich die Bundesregierung, dass nur etwa acht Prozent aller angezeigten Berufskrankheiten zur Entschädigung führen, bei Asbest immerhin 24 Prozent? Glaubt sie, dass sich Betroffene Versicherungsleistungen erschleichen wollen und nur eine Krankheit simulieren? Glaubt sie womöglich, dass in einem so hohen Ausmaß die Ursache nicht in der Berufstätigkeit liegt? Oder muss alles dafür getan werden, dass die Krankheits- und Rentenkosten so gering wie möglich gehalten werden? Macht sich die Bundesregierung zur Erfüllungsgehilfin für die Abwehr von Entschädigungsleistungen? Dass es auch anders geht, zeigt die Praxis in anderen europäischen Ländern.

Es ist unverständlich und inakzeptabel, dass die Bundesregierung nicht aus eigener Verantwortung das Gesetz ändern will, und das in Anbetracht der offensichtlichen Problemlage,

- in der Vergangenheit zu viel Asbest importiert, verarbeitet und verbaut zu haben,
- zu spät den Umgang und die Einfuhr von Asbest verboten zu haben,
- offenbar zu wenig die betroffenen Arbeitnehmer/-innen vor Asbest geschützt zu haben,

- zu viele Asbesterkrankte und Tote zu beklagen,
- zu ungleiche Machtverteilung zwischen Berufsgenossenschaften und Betroffenen festzustellen und
- die faktische Beweislast den Betroffenen aufzubürden, obwohl sie nicht über die Informationen und Instrumente verfügen, Beweise zu erbringen.

Weitere Initiativen
Gleichzeitig setzen immer mehr zivilgesellschaftliche Institutionen das Anerkennungs- und Entschädigungsrecht und seine Praxis auf die Agenda.

Die AOK Bremen/Bremerhaven beschäftigt sich seit vielen Jahren mit Berufskrankheiten. Eines ihrer besonderen Projekte ist die »Digitale Hafenkarte«. Sie hat durch Recherchen über mehrere Jahre zusammengetragen, wo überall in den Bremischen Häfen mit Asbest umgegangen wurde, und es in eine digitale Hafenkarte eingetragen. Diese Karte soll Betroffene darin unterstützen, einen beruflichen Asbestkontakt gegenüber den Berufsgenossenschaften zu beweisen, um somit die Chance auf Anerkennung einer Berufskrankheit zu erhöhen.

Die IG Metall beschloss 2011 auf ihrem Gewerkschaftstag, sie möge auf den Gesetzgeber einwirken, um für die entsprechenden Berufskrankheitenverfahren eine Beweislastumkehr, mindestens aber eine Beweiserleichterung einzuführen.

Die Landeskrebsgesellschaften aller Bundesländer haben in ihrer *»Berliner Erklärung zu Gesundheitsrisiken durch Asbest und Lage der asbestbedingten Erkrankten«* 2014 von der Bundesregierung gefordert, die Betroffenen bei der Realisierung ihrer Rechte und bei der Anerkennung ihrer asbestbedingten Berufserkrankungen zu unterstützen, auch durch eine Beweislastumkehr beziehungsweise Beweiserleichterungen in Berufskrankheitenverfahren. Der Bundesverband der Asbestose-Selbsthilfegruppen schloss sich der Berliner Erklärung der Landeskrebsgesellschaften an, ebenso die Europäische Föderation der Bau- und Holzarbeiter. Sie ist ebenfalls

Trägerin der Kampagne *»Europa 2023 asbestfrei«*, die 2012 ins Leben gerufen wurde.

Auch die Arbeitsgemeinschaft für Arbeitnehmerfragen der SPD hat auf ihrem Bundeskongress im April 2014 das Ziel eine Beweislastumkehr beschlossen.

Es ist gut und richtig, dass sich immer mehr gesellschaftliche Institutionen gegen das gegenwärtige Recht und seine Praxis wenden.

Zeit für Gerechtigkeit – Zeit zum Handeln

Die vielen Verdachtsfälle, die geringen Entschädigungen und die gegenwärtige Rechtslage, einschließlich seiner Rechtspraxis machen deutlich, dass es ein gravierendes Gerechtigkeitsproblem gibt.

Die Chancen auf Anerkennung einer Berufskrankheit sind zu verbessern. Eine Beweislastumkehr ist dringend notwendig! Eine berufliche Verursachung einer Erkrankung muss immer dann angenommen werden, wenn der oder die Geschädigte durch die berufliche Tätigkeit eine Erkrankung nach der Berufskrankheiten-Liste (Anlage 1 BKV) erleidet und nicht bewiesen werden kann, dass der Arbeitgeber alles Zumutbare zur Schadensverhütung unternommen hat oder Dokumentationspflichten nicht erfüllt wurden und der Sachverhalt nicht ermittelt werden kann. Außerdem muss die Neutralität der Gutachter/-innen garantiert werden. Das muss gesetzlich verankert werden.

Das ist eine Frage der Gerechtigkeit gegenüber den Betroffenen.

Dennoch muss abschließend klargestellt werden: Die Asbestopfer wollen nicht zuforderst eine finanzielle Entschädigung. Sie wollen als

- Erstes: ihre Gesundheit zurück. Sie möchten am liebsten einen Schalter umlegen, um alles ungeschehen zu machen. Natürlich ist ihnen klar, dass das unrealistisch ist.
- Zweites: dass anerkannt wird, dass ihnen bitter unrecht getan wurde. Dass man sich bei ihnen dafür entschuldigt, dass ihre Gesundheit für wirtschaft-

liche Interessen ruiniert wurde. Denn sie wussten häufig nicht, mit welchen gefährlichen Arbeitsstoffen sie arbeiteten, die Unternehmen schon.

- Drittes: Reha-Maßnahmen, damit sich ihr Gesundheitszustand nicht so schnell weiter verschlechtert und
- Letztes: eine angemessene finanzielle Entschädigung (Rente) für sich oder zumindest für ihre Hinterbliebenen.

Den ersten Wunsch kann ihnen die Gesellschaft leider nicht erfüllen – die anderen sollte sie erfüllen.

Der erste Wunsch ist Zukunftsaufgabe: nämlich eine deutlich bessere Prävention. Damit künftig weniger Menschen durch ihre Arbeit krank werden.

Kritiker warnen, dass Änderungen in der Beweislast die Kosten in die Höhe treiben und das System der Gesetzlichen Unfallversicherung in Frage stellen würden. Derartige Drohgebärden sind bei politischen Richtungsentscheidungen Tagesgeschäft. Schließlich geht es um massive Interessen. Die Gesellschaft und jede/r Einzelne muss sich jedoch entscheiden, auf welcher Seite er/sie stehen möchte. Auf der Seite der Kostenminimierung zu Lasten der Gesundheit der Beschäftigten oder auf der Seite der Gesunderhaltung der Beschäftigten. Möglicherweise kann eine Änderung in der Beweislast vorübergehend zu höheren Kosten für die Mitgliedsunternehmen der Berufsgenossenschaften führen. Aber perspektivisch wird es zu mehr und besserer Prävention führen, mit dem Ergebnis, dass Arbeitnehmerinnen und Arbeitnehmer weniger erkranken und die Krankheitskosten damit erwartbar sinken. Das muss unser gesellschaftliches Ziel sein.

Aktuell sollten Opferverbände besser unterstützt werden. Ebenfalls sollte es – wie in Bremen – unabhängige Beratungsstellen für Berufserkrankte geben. Länder und Kommunen sollten sie finanziell angemessen unterstützen.

Asbesterkrankungen und ihre Gutachter

Prof. Dr. Hans-Joachim Woitowitz

Was macht Asbest so gefährlich

Asbest gehört zu einer wichtigen Gruppe silikatischer Mineralien. Seine besonderen Kennzeichen sind sehr feine Fasern. Sie besitzen eine hohe mechanische Festigkeit, Elastizität und Biegsamkeit, so dass sie sich verspinnen lassen. Aber auch die Unbrennbarkeit und Widerstandsfähigkeit gegenüber Laugen sowie zum Teil auch Säuren sind wichtige, technisch hocherwünschte Eigenschaften. So kam es, dass Asbest zum »Magischen Mineral des Jahrhunderts« wurde.

Durch die Farbgebung lassen sich vor allem Weißasbest (Chrysotil), Blauasbest (Krokydolith) und Braunasbest (Amosit) unterscheiden. Deutschland hat davon während der Wiederaufbauphase nach dem Zweiten Weltkrieg viele Millionen Tonnen importiert. Zu etwa 93 Prozent handelte es sich um Weißasbest. Nahezu 7 Prozent waren Blau- oder Braunasbest, Abbildung 1:

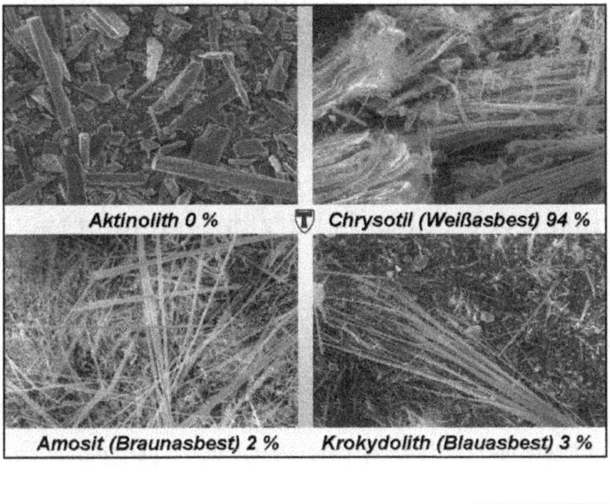

Abb. 1: Die sehr feine Faserstruktur der drei wichtigsten Asbestarten im Elektronen-Mikroskop. Weißasbest wurde in Deutschland zu 93 % verarbeitet

Die jahrzehntelang bedeutenden Asbestimporte wurden hauptsächlich in den Industriezweigen zur Herstellung von Asbestzementprodukten, Reibbelägen, Gummiasbest-(IT-)Produkten, Asbestpapier, Asbestpappen, Asbestdichtungen, Asbestfiltern, aber auch von Asbesttextilien und Asbestkunststoffen verarbeitet.

An einer nochmals weitaus größeren Anzahl von Arbeitsplätzen wurden die dort hergestellten asbesthaltigen Produkte anschließend angewendet, repariert oder zum Teil weiterverarbeitet. Beispielhaft zu nennen sind hier insbesondere die häufig sehr Asbeststaub-gefährdenden Tätigkeiten in Hitzeberufen der Metall-Herstellung und Weiterverarbeitung (z. B. beim Schweißen), im Hoch- und Tiefbaugewerbe, im Kraftfahrzeuggewerbe, im Isoliergewerbe (ganz besonders bei der Spritzasbestisolierung), im Lüftungs-, Klima- und Heizungsbau sowie im Schiffs- und Flugzeugbau. Die Gesamtheit aller Anwendungsbereiche des Asbests ist unübersehbar. Dementsprechend liegt das Spektrum der asbesthaltig hergestellten Teil- oder Fertigprodukte bei mehreren Tausend. Die Zahl der dadurch im Verlauf der Jahrzehnte nach dem letzten Weltkrieg am Arbeitsplatz asbestgefährdet Beschäftigten lässt sich auf etwa zwei Millionen Männer und Frauen aller Altersklassen schätzen. Bei der Weiterverarbeitung von Rohasbest zur Herstellung jener Produktvielfalt mit ihren jeweils unterschiedlichen Asbestanteilen ließen sich erhebliche Staubfreisetzungen nicht vermeiden. Gefährdungen durch Asbest ergaben sich daher nicht nur aus seiner starken Verbreitung in Industrie und Handwerk. Hinzu kommt, dass sich schon damals hohe Staubgefährdungen für die Beschäftigten durch versuchte Schutzmaßnahmen technisch kaum vermeiden ließen. Mit jedem Atemzug gelangten dadurch unzählige Asbestfasern bis in die Endverzweigungen der Atemwege und schließlich in die Lungenbläschen. Aufgrund ihrer Nadelform konnten sie darüber hinaus bis in die Pleurahöhle, also den schmalen Raum zwischen Lungen- und Rippenfell, vordringen. Ende der 1960er-

Jahre war es einzelnen Wissenschaftlern in verschiedenen Asbestbetrieben erstmals möglich, arbeitsmedizinische Reihenuntersuchungen durchzuführen. Aufgrund solcher Ergebnisse zeichnete es sich ab, welche gesundheitlichen Schäden diese Asbesttechnologie auch in Deutschland erwarten ließ. Dank der Unterstützung des führenden und einflussreichen Toxikologen Prof. Dr. Dietrich Henschler von der Universität Würzburg konnten daraufhin erste Anstrengungen zur Verbesserung des Arbeitsschutzes in Angriff genommen werden.

Derart wichtige und selbst todbringende, weil Krebs erzeugende Arbeitsstoffe galten für unsere Industrie damals aus wirtschafts- und arbeitsmarktpolitischen Gründen als unersetzbar. Seinerzeit ließ sich daher ein totales Asbestverbot noch keinesfalls in Betracht ziehen. Zumindest konnten aber den staatlichen und berufsgenossenschaftlichen Aufsichtsbehörden Richtwerte für die in der Praxis dringend erforderlichen Maßnahmen des Technischen Arbeitsschutzes vorgegeben werden. Die erste Technische Richtkonzentration (TRK) für Asbeststaub wurde von der Arbeitsstoffkommission der Deutschen Forschungsgemeinschaft unter Leitung von Prof. Henschler 1973 aufgestellt und ausführlich wissenschaftlich begründet. Dieser Richtwert konnte jedoch im Wesentlichen nur darauf abzielen, die damals noch häufigen und schweren Erkrankungen an Lungenasbestose zu verhüten. Eine gewisse Verringerung der Krebsrisiken infolge der Asbesteinatmung ließ sich dadurch zwar ebenfalls erwarten. Da es für Krebs erzeugende Stoffe aber grundsätzlich keine wissenschaftlich zu begründenden Grenzwerte (außer 0,0) gibt, ließen sich selbst durch solche TRK die verschiedenen, durch Asbest verursachten Tumore nicht hinreichend verhüten. Dies trifft zu, obwohl später stufenweise mehrmals erhebliche Absenkungen der TRK bis zum völligen Asbestverbot im Jahre 1993 erfolgten.

So wirkt Asbest

Jede größere Zahl eingeatmeter Asbestfasern überfordert die vorhandenen Abwehrkräfte der Lunge. Die dort bereitstehenden Lungenfresszellen finden bei ihrem Versuch, die Vielzahl der mineralischen Eindringlinge unschädlich zu machen, den Tod. Durch ihre Eiweißreste können sogenannte Asbestkörperchen entstehen. Hierbei handelt es sich um Asbestfasern, die von einer oftmals insektenleibartig segmentierten, eisenhaltigen Eiweißhülle umgeben sind. Weißasbestfasern zeichnen sich dadurch aus, dass sie durch den Angriff der Lungensäfte nach wenigen Wochen oftmals zerbrechen. Sie können dann weitgehend entsorgt werden und bilden daher kaum jemals Asbestkörperchen. Blau- und Braunasbest besitzen demgegenüber eine sehr lange Verweilzeit in der menschlichen Lunge. Weit über 90 Prozent der Asbestkörperchen enthalten daher Blau- oder Braunasbestfasern, Abbildung 2.

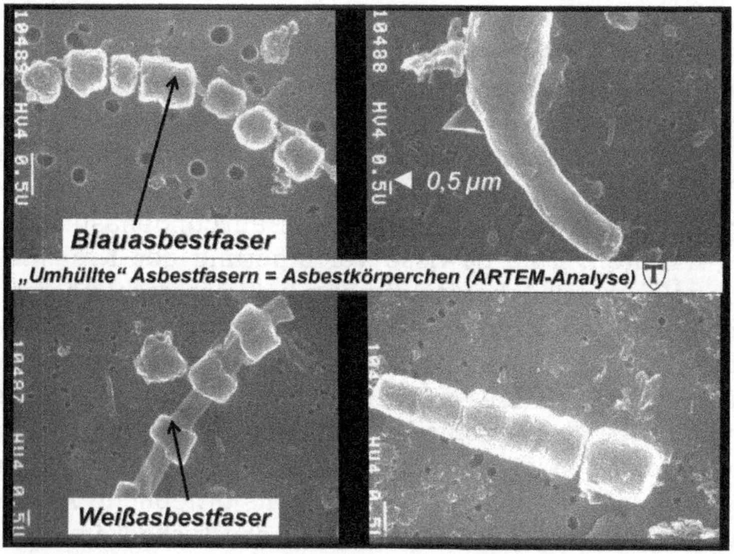

Abb. 2: Asbestkörperchen von vier Patienten mit durch Asbest verursachtem Lungenkrebs. Links unten eines der seltenen Asbestkörperchen um ein Weißasbestfaserbündel. Foto: Dipl.-Ing. Bernd Brückel, IPAS Univ. Gießen

Asbestfasern regen benachbarte Zellgewebe zu Abwehrreaktionen an. In das Lungengewebe eingedrungene Asbestfasern führen dadurch zur Freisetzung zahlreicher wichtiger Botenstoffe. Sie können dort zunächst lokale Entzündungsprozesse und später auch Vernarbungen verursachen. Daneben kommt es zu Störungen beim Zellwachstum und bei der Zellvermehrung mit der Gefahr der Entstehung bösartiger Tumoren. Asbestfasern üben auf die Erbsubstanz bestimmter Lungenzellen oder Deckzellen tumorerzeugende und tumorbegünstigende Wirkungen aus. Die zugrunde liegenden molekularbiologischen Effekte sind inzwischen weitgehend erforscht. Nicht zuletzt kann die Faserform bei der Zellteilung zu Störungen der normalen Aufteilung der Erbfäden (Chromosomen) von Mutterzellen auf ihre beiden Tochterzellen führen. Auch hierdurch kann die Entstehung bösartiger Tumoren begünstigt werden.

Erkrankungen durch Asbestfaserstaub

Erstmals wurden die tödlichen Folgen einer ungeschützten Einatmung von Asbestfaserstaub bei der Asbesttextilproduktion im Jahre 1900 in England erkannt. Es handelte sich dabei um die chronischen Narbengewebsbildungen in der Lunge (sogenannte Lungenfibrose) eines Arbeiters. Die neu entdeckte Berufserkrankung erhielt die Bezeichnung »Asbestose«. Es sind die zahllosen, bis zu mikroskopischen Durchmessern aufspaltbaren Asbestfasern, die jene chronischen Entzündungsprozesse des Lungenzwischengewebes, die allmählich in ausgedehnte narbige Veränderungen übergehen, verursachen.

Im Röntgenbild oder im Computertomogramm zeigt sich die Asbestose zunächst bevorzugt in den mittleren und unteren Teilen der Lunge. Betroffen sind dabei vorwiegend die äußeren, dem Lungenfell nahen Abschnitte. Die auch in Deutschland eingeführte Röntgenklassifikation der Internationalen Arbeitsbehörde (ILO) dient einer Beschreibung sowohl der Lokalisation als auch des Schweregrades dieser allmählich fortschreitenden

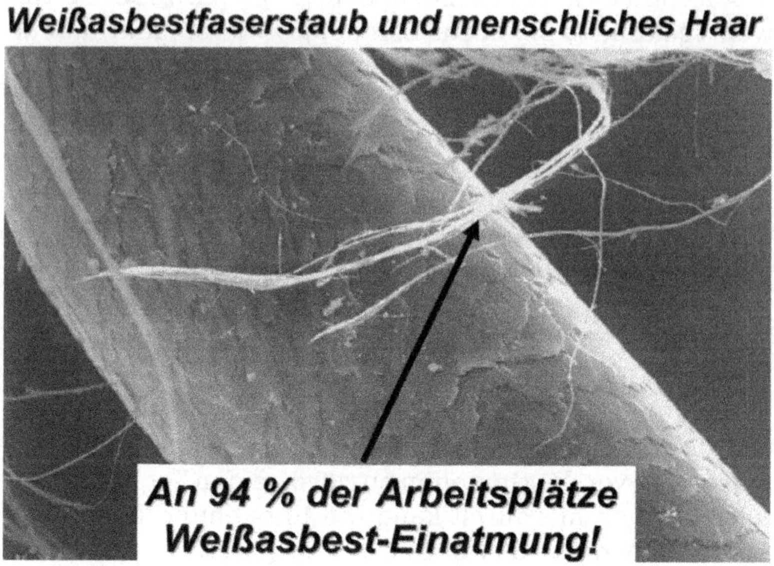

Abb. 3: Sich bis zu feinsten Durchmessern aufspaltende Weißasbestfasern im Elektronenmikroskop als Dickenvergleich mit einem menschlichen Haar. Foto: Dipl.-Ing. Bernd Brückel, IPAS Univ. Gießen

»Asbeststaublungenerkrankung (Asbestose)«. Die Lungenasbestose ist in Deutschland seit 1936 eine Berufskrankheit und trägt jetzt in unserer Berufskrankheitenverordnung (BKV) die Nr. 4103. Das Inhalationsrauchen oder vorbestehende, anders verursachte chronische Entzündungsprozesse (Bronchitis) können zusätzlich die schwerwiegenden Folgen eines unzureichenden Reinigungsvermögens des Atemorgans verschlimmern. Eingeatmete Asbestfasern neigen dazu, aus der Lunge in die Pleurahöhle vorzudringen. Sie führen dort nicht nur im Bereich des Lungenfells, sondern besonders auch des Rippenfells als sogenannte Pleuraasbestose zu Veränderungen. Es kommt zu Verdickungen des Rippenfells (Pleurafibrose). Später bilden sich narbig-umschriebene, sogenannte hyaline (bindegewebige) und schließlich verkalkende Pleuraplaques. Nicht selten treten auch Flüssigkeitsansammlungen in der Pleurahöhle als »Pleuraerguss« bzw. »Asbestpleuritis« ohne oder gemeinsam mit der Lungenasbestose auf. Besonders bei einer schwartigen Ausheilung solcher Pleuraergüsse, der Hyalinosis complicata, resultieren meist erhebliche Einschränkungen der Lungenfunktion. Auch die chronische Bronchitis und das Lungenemphysem (COPD) mit ihren weiteren Funktionseinschränkungen stellen nicht selten wichtige Komplikationen der Lungen- und/oder Pleuraasbestose dar. Bereits 1938 gingen deutsche Forscher anhand von wenigen national und international bekannt gewordenen Erkrankungsfällen von Asbestose in Kombination mit Lungenkrebs der folgenreichen Frage nach, ob Asbestfasern auch Krebs verursachen. Ein eigener Tierversuch der Hannoveraner Pathologen Prof. Dr. Nordmann und Dr. Sorge bestätigte eindrucksvoll, dass Asbestfasern krebserzeugend sind. Selbst international findet daher heute die Tatsache Beachtung, dass es Deutschland war, welches als erstes Land Erkrankungen an Lungenkrebs in Verbindung mit Lungenasbestose bereits seit 1942/43 neu und wegweisend in die Liste der Berufskrankheiten aufnahm (vgl. heute: Nr. 4104 BKV). 1960 gelang es einem südafrikanischen Forscher, einen gleichfalls erschreckenden Ursachenzusammenhang zu sichern: Eine oftmals selbst nur umweltbedingt erhebliche Asbest-Einatmung war in der Lage, außerordentlich bösartige Tumoren im Bereich der Deckzellen des Rippenfells (Pleura), seltener auch des Bauchfells (Peritoneum), zu verursachen. Diese nahezu stets tödlichen Erkrankungen fanden erst 1976 unter der Bezeichnung Mesotheliom des Rippenfells oder des Bauchfells als Nr. 4105 Aufnahme in die Liste unseres Berufskrankheitenrechts.

Berufskrankheiten haben sehr lange Latenzzeiten

Seit Jahrhunderten waren die verschiedenen arbeitsbedingten Erkrankungen gerade in Deutschland Gegenstand der Forschung. Sozialpolitisch fand diese Tatsache unter Bismarck jedoch zunächst keine Berücksichtigung. Denn 1884 wurde lediglich der »Arbeitsunfall« sozialrechtlich geregelt. Bekanntermaßen tritt dieses häufige Schadensereignis der Arbeitswelt stets akut, das heißt längstens während einer Arbeitsschicht, ein.

Es dauerte Jahrzehnte, bis 1925 der rechtliche Rahmen für die weitaus schwieriger zu diagnostizierenden, aber oftmals ebenso todbringenden Berufskrankheiten geschaffen wurde. In eine erste Verordnung wurden elf derartige Schadensereignisse in die bis heute auf 73 Nummern angewachsene Liste der Berufskrankheiten aufgenommen. Hierfür fortgeschrieben wurden dabei aber die Beweislastregeln des Arbeitsunfalls. Es wurde nicht beachtet, dass sie vorhersehbar für den beruflich Erkrankten und seine Hinterbliebenen kaum zu erfüllen sind. Ein Ablehnungsbescheid ist allein deshalb die häufige Folge, weil die naturwissenschaftlich grundsätzlich bestehenden großen Verschiedenheiten zwischen dem Arbeitsunfall und den meisten Berufskrankheiten unberücksichtigt bleiben. Gerade der entscheidende Zeitablauf von Arbeitsunfällen ist es doch, der sich naturwissenschaftlich unübersehbar anders verhält als etwa bei den lebensbedrohenden Berufskrebserkrankungen. Dennoch galt selbst noch bis zum Zeitpunkt der Schaffung des Sozialgesetzbuches VII (SGB VII) im Jahre 1997 gemäß § 551 Abs. 1 Satz 1 der Reichsversicherungsordnung (RVO) die ausdrückliche Festlegung:

»Als Arbeitsunfall gilt auch eine Berufskrankheit.«

Erkenntnisstand der medizinischen Wissenschaft ist es aber nun einmal, dass es sich insbesondere bei Berufskrebserkrankungen im Zeitverlauf niemals um ein akutes, das heißt längstens während einer Arbeitsschicht eintretendes, arbeitsunfallähnliches Schadensereignis handelt. Der Zeitabstand zwischen der erstmaligen schädigenden Einatmung eines krebserzeugenden Arbeitsstoffes und der meist todbringenden Diagnose »Krebs«, die sogenannte Latenzzeit, beträgt stattdessen für sämtliche nach unserer BK-Liste derartig anzuerkennenden Schadensereignisse jeweils mehrere Jahrzehnte, siehe Abbildung 4:

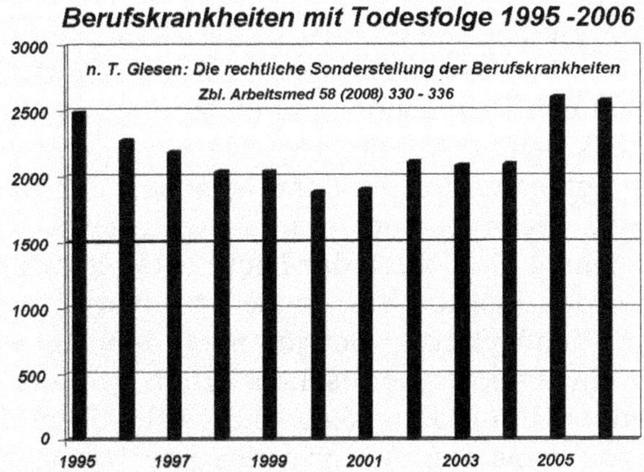

Abb. 4: Todesfälle infolge anerkannter Berufskrankheiten 1995–2006. Etwa zwei Drittel entfallen auf Berufskrebs-Erkrankungen mit bis zu 60-jährigen Latenzzeiten.

Nach berufsgenossenschaftlichen Auswertungen des Jahres 2012 beträgt bereits die mittlere Latenzzeit für sämtliche der 40.555 in den letzten 25 Jahren anerkannten Berufskrebserkrankungen nicht weniger als 39,6 Jahre.

Inzwischen gelten todbringende Berufskrankheiten ebenso wie Arbeitsunfälle zu Recht als »beklagenswerte Folgen unzureichender Prävention im Arbeitsschutz«. Sozialjuristisch ist nach unserer Rechtsordnung auch hierfür das Ursache-Wirkungs-Prinzip (Kausalitätsprinzip) anzuwenden. Es handelt sich stets um eine Abfolge aufeinander bezogener Ereignisse und Zustände. Es sind somit für die jeweils individuellen Arbeitsplätze Details der letztlich in der Verantwortung des Arbeitgebers liegenden unzureichenden Arbeitsschutzmaßnahmen zu ermitteln. Für den zentralen Tatbestand jener sogenannten »Expositionsermittlung« wird im Rahmen der Gesetzlichen Unfallversicherung dann der »Vollbeweis« gefordert. Verlangt wird damit auch für die todbringenden Berufserkrankungen der Nachweis der Einwirkung krebserzeugender Noxen unserer Arbeitswelt vor ca. 40 Jahren. Ab der Diagnosestellung »Krebs« verbleiben dem an einem solchen arbeitsbedingten Latenzschaden Erkrankten jedoch meist nur relativ wenige Monate vor seinem Tod. In dieser Zeit sieht er sich zur Verringerung des drohenden Beweisnotstandes dann zur Beibringung von Details seiner Arbeitsbiografie verpflichtet. Es besteht die Konfrontation mit dem Grundsatz der objektiven Beweislast. Nach diesem Grundsatz trägt bekanntlich stets derjenige die Folgen der Nichtfeststellbarkeit einer Tatsache, der hieraus ein Recht oder Vorteil herleiten will. Jene Konfrontation betrifft nach dem Ableben des letztlich einzigen, authentischen Zeitzeugen der voll zu beweisenden Einwirkungskausalität seine Hinterbliebenen in nochmals weitaus gravierender Weise. Mittlere Latenzzeiten von etwa 40 Jahren wirken sich deshalb inzwischen jährlich für Tausende Betroffene und ihre Hinterbliebenen gerade auch in berufsgenossenschaftlichen Feststellungsverfahren zur Frage todbringender Berufskrebserkrankungen negativ aus. Anders als beim Sofortereignis des typischen Arbeitsunfalls lässt sich die Forderung des sicheren Nachweises (»Vollbeweis«) von Intensität und täglicher Dauer der vor Jahrzehnten am Arbeitsplatz einwirkenden, Krebs erzeugenden Arbeitsstoffe kaum jemals erfüllen. Völlig voraussehbar überfordert daher die »Beweislast« eines solchen »Vollbeweises« regelhaft die eigenen Möglichkeiten jedes mit dem Tode ringenden Tumorpatienten. Hinzu tritt dann meist noch die Unterlassung der arbeitsmedizinisch stets erforderlichen, fachkundig erhobenen Berufsvorgeschichte zur vollständigen Dokumentation insbesondere der Beschäftigungszeiten, der jeweiligen Tätigkeiten, der eventuellen Gefährdung durch benachbarte Arbeitskollegen, der verwendeten Arbeitsstoffe, der Art und erkennbaren Intensität damaliger Expositionen, der vorhandenen Schutzmaßnahmen.

Ersatzweise werden dann oftmals Ermittlungsergebnisse von jüngeren Mitarbeitern/-innen des Technischen Aufsichtsdienstes des jeweiligen Kostenträgers beigesteuert. Zu klären ist dabei die Frage, welche individuellen Arbeitsplatzverhältnisse vor vielen Jahrzehnten herrschten. Erfahrungsgemäß können solche Ermittlungsergebnisse für die Vergangenheit den Ansprüchen kaum jemals gerecht werden. Die mangelnde Aufklärung arbeitsbedingter Ursache-Wirkungs-Zusammenhänge dieses höchsten Schwierigkeitsgrades stellt daher das herausragende sozialmedizinische Problem im BK-Recht dar. Oftmals handelt es sich sogar um gleichzeitige oder aufeinanderfolgende Einwirkungen verschiedener, für den Menschen gesichert Krebs erzeugender Arbeitsstoffe. Meist fehlt der erforderliche retrospektiv gewissenhaft zu erarbeitende qualitative und/oder quantitative (dosimetrische) Vollbeweis. Das Resultat ist der Ablehnungsbescheid. Damit entfallen aber nicht allein die gesetzlich geregelte Lebzeitenrente, das Pflegegeld und ggf. die Hinterbliebenen-Entschädigungen. Das Kennzeichen vieler Latenzschäden ist der Beweisnotstand. Er führt damit auch zum völligen Verlust jeder gesamtgesellschaftlichen Anerkennung für den durch die versicherte Erwerbsarbeit mit dem Tod erkauften Dienst an unserer »Sozialen« Marktwirtschaft. Nicht zu erbringende Vollbeweise führen zur Ablehnung von Berufskrebserkrankungen, weil es eben die charakteristischen Latenzschäden sind. Die sozialrechtlich praktizierte Beweislastregelung beruht auf den alten Erfahrungen mit Arbeitsunfällen in der Bismarckzeit. Sie wurden wenig sachgerecht für jene Latenzschäden übernommen. Der daraus resultierende Beweisnotstand trägt somit vorhersehbar und entscheidend zu den häufigen Nichtanerkennungen bei.

Nachweis der Erkrankung und ihrer Schwere

Bei den durch Asbest verursachten Krebserkrankungen der Lunge ist mit bisher wenigen Ausnahmen für die ersten fünf Jahre nach der Diagnosestellung von einer Minderung der Erwerbsfähigkeit (MdE) in Höhe von 100 Prozent auszugehen. Für die kleine Zahl der Überlebenden sind ab dem sechsten Jahr die verbliebenen Funktionsausfälle ebenso wie die ggf. fortbestehenden Zeichen der psychischen Traumatisierung festzustellen und als MdE auf dem allgemeinen Arbeitsmarkt einzuschätzen. Bei den durch Asbest verursachten Erkrankungen an Kehlkopfkrebs kommt es meist sowohl zur Operation als auch zu einer Strahlenbehandlung. Es ist mit Stimmverlust, Schluckstörungen und Störungen der Schulterbeweglichkeit zu rechnen. Diese Folgewirkungen und ggf. auch Hautveränderungen durch die Nachbestrahlung bestimmen jeweils den Hals-Nasen-Ohren-fachärztlichen MdE-Vorschlag. Abgesehen von äußerst seltenen Ausnahmen ist bei Erkrankungen an Mesotheliom des Rippenfelds oder des Bauchfells stets von einer MdE in Höhe von 100 Prozent auszugehen. Bei Erkrankungen an Lungenasbestose und/oder Pleuraasbestose kommen Abstufungen um jeweils 10 Prozent im Bereich einer 10- bis 100-prozentigen Minderung der Erwerbsfähigkeit auf dem allgemeinen Arbeitsmarkt in Betracht. Maßgebend zu berücksichtigen sind dabei zunächst das Ausmaß der begleitenden Luftnot und des Hustens. Fachärztlich eingehend zu untersuchen bleibt die Leistungsfähigkeit des Atemorgans sowie des Herzkreislaufsystems. Neben der körperlichen Untersuchung dienen hierzu zunächst Lungenfunktionsprüfungen mittels Spirometrie, Ganzkörperplethysmographie, Blutgas- und Diffusionsanalyse bei Körperruhe. Weitaus entscheidender ist oftmals aber eine spiroergographische und blutgasanalytische Austestung der Leistungsbreite und damit der Belastbarkeit von Lunge, Herz und Kreislauf. Zu berücksichtigen sind außerdem Art und Umfang der bronchial-erweiternden und ggf. der schleimlösenden medikamentösen Behandlung. Das Gleiche gilt bei fortgeschrittenen Krankheitsstadien auch für die erforderliche Sauerstoff-Therapie.

Das Drama mit den Gutachtern

Erfahrene Sozialrichter haben der heutigen Ärzteschaft vorgegeben: Gutachten seien unparteiisch nach bestem Wissen und ärztlichem Gewissen zu erstellen. Eine Bindung an Weisungen bestehe nicht. Von Sozialanwälten wird im Hinblick auf die »Besorgnis der Befangenheit darauf« gedrungen [§ 42 II Zivilprozessordnung], stets »nur unabhängige Gutachter« einzusetzen. Berufserfahrene Landesgewerbeärzte haben allerdings festgestellt, dass es seit einigen Jahren Teile der Unfallversicherungsträger sind, welche die Quote anerkannter Berufskrankheiten durch eine gezielte Auswahl bestimmter ärztlicher Sachverständiger »steuern«. Zuvor hatte der Verordnungsgeber diesen staatlichen Gewerbeärzten (Landesgewerbeärzten) der einzelnen Bundesländer weitgehend jene entscheidend wichtige Steuerungsfunktion bei der Auswahl der geeigneten ärztlichen Sachverständigen anvertraut. Aufgrund ihrer Unabhängigkeit als Landesbeamte, ihres speziellen Fachwissens und der langjährig angesammelten »Fallerfahrungen« konnte der Landesgewerbearzt im Einzelfall jeweils die bestmögliche, fachärztlich begründete Auswahl im Sinne des Patientenwohls treffen. Seit sich aber die Politik den »Bürokratie-Abbau zur Entlastung der deutschen Wirtschaft« auf die Fahnen geschrieben hat, ist augenscheinlich seit Jahren nicht zuletzt auch die Qualitätssicherung bei der Begutachtung von Berufskrankheiten mit abgebaut worden. An die Stelle staatlich besoldeter Gewerbeärzte sind inzwischen weitgehend berufsgenossenschaftlich finanzierte »Beratungsärzte« und bevorzugte Gutachter getreten. Ethische Fragen ergeben sich aber nicht nur hierdurch, sondern gleichfalls im Hinblick auf die Unabhängigkeit bei Gutachten, die oftmals in privatwirtschaftlichen Instituten mit dem Schwerpunkt der Gutachtenerstellung von Ärzten angefertigt wurden. Dies gilt insbesondere dann, wenn sie hierdurch einen erheblichen Teil ihres Lebensunterhalts erzielen müssen. Zwar besitzt der zu Begutachtende im Verwaltungsverfahren der Gesetzlichen Unfallversicherung ein Auswahlrecht gegenüber den ihm meist vorgeschlagenen drei ärztlichen Sachverständigen. Er kann jedoch deren vertragliche Bindungen und jeweilige spezielle Fachkompetenz in der Regel weder hinreichend hinterfragen noch sachgerecht beurteilen.

Denn selbst nach der höchstrichterlichen Rechtsprechung des Bundessozialgerichts gelten als typische Fälle für ein Misstrauen im Hinblick auf eine unparteiische Gutachtenerstattung zum Beispiel:

- Der Sachverständige steht in einem Arbeitsverhältnis zu einer Prozesspartei.
- Es liegen wirtschaftliche Beziehungen vor.

Inzwischen wurde bundesweit durch den »Bürokratie-Abbau« die Zahl langjährig berufserfahrener Landesgewerbeärzte/-innen stark verringert. Dennoch liegen landesgewerbeärztliche einschlägige Erfahrungen vor, nach denen insbesondere von Unfallversicherungsträgern keine Ärzte/Ärztinnen gewissermaßen »monopolartig« mit der überwiegenden Zahl der Zusammenhangsgutachten bezüglich bestimmter Berufskrankheiten beauftragt werden sollten. Bereits in den Medien wurde im Hinblick auf die Zusammenhangs-Begutachtung seit einigen Jahren »ein Filz und ein Geflecht« beschrieben. *»Wer durch die Arbeit krank werde, habe es schwer, seine Rente durchzusetzen. Zwielichtige Sachverständige helfen den Berufsgenossenschaften, Ansprüche abzuwehren.«* [Spiegel 29 (2000), S. 54–58]

Im ärztlichen Berufsrecht zählt es dagegen ausdrücklich zu den Pflichten auch des ärztlichen Sachverständigen,

- *die Gesundheit zu schützen und wiederherzustellen, sowie Leiden zu lindern;*
- *seine Aufgaben nach seinem Gewissen und den Geboten der ärztlichen Sitte zu erfüllen;*
- *den Beruf nach den Geboten der Menschlichkeit auszuüben;*
- *keine Grundsätze anzuerkennen und keine Vor-*

schriften oder Anweisungen zu beachten, die mit seiner Aufgabe nicht vereinbar sind oder deren Befolgung er nicht verantworten kann;
- *dem ihm im Zusammenhang mit dem Beruf entgegengebrachten Vertrauen zu entsprechen.*

Insgesamt sollte sich der Patient auch im Rahmen der Zusammenhangsbegutachtung darauf verlassen können, dass seine Interessen in den Grenzen der fachlich gültigen Regeln vom ärztlichen Sachverständigen neutral und unabhängig vertreten werden. Andererseits muss sich auch der Auftraggeber auf den qualifizierten Sachverstand, die Sorgfalt und Unparteilichkeit des ärztlichen Sachverständigen verlassen können. Die Grundlagen hierfür sind die fachliche Weisungsfreiheit und eine strikte Neutralität auf dem Boden einer fachärztlich qualifizierten Ausbildung, Weiterbildung und Fortbildung. Selbst auch aus der Sicht der Unfallversicherungsträger ist zwischen dem ärztlichen Sachverständigen und dem Patienten ein Vertrauensverhältnis anzustreben, das auf der objektiven und sachkundigen Wahrnehmung der Aufgaben in der Zusammenhangsbegutachtung von Berufskrankheiten beruht. Aus der Sicht erfahrener Sozialanwälte sind es ggf. folgende dokumentierte Eignungsmängel in ärztlichen Sachverständigengutachten, die vorrangig zu berücksichtigen seien:
- Die fehlerhafte Bewertung der Arbeitsvorgeschichte bzw. der Arbeitsplatzverhältnisse.
- Die Bewertung der Zusammenhangsfrage trotz nicht hinreichend ermittelter Arbeitsvorgeschichte.
- Fehlerhafte Feststellungen im Zusammenhang mit der Krankheitsvorgeschichte.
- Die Vernachlässigung medizinischer Unterlagen, die zu Gunsten des Patienten im Gutachten hätten berücksichtigt werden müssen.
- Das Unterlassen notwendiger oder die fehlerhafte Durchführung bestimmter Untersuchungen.
- Eine einseitig verzerrte Darstellung wissenschaftlicher Meinungen und ein falsches bzw. unvollstän-

diges Zitieren der wissenschaftlichen Literatur.

- Eine fehlerhafte Bewertung der toxischen Wirkung von Arbeitsstoffen.
- Eine mangelhafte Berücksichtigung von Ursachenzusammenhängen, z. B. bei gleichzeitiger Einwirkung mehrerer Arbeitsstoffe auf den menschlichen Organismus.
- Soweit ein ärztlicher Sachverständiger Gutachten im Fließbandverfahren verfasse, setze er sich schon damit konkreten Zweifeln an seiner Sorgfalt im Einzelfall aus.

Der Weg vom Betroffenen zum Betriebsrat und Berater[1]

Rolf Spalek

Seit der Lehre mit Asbest gearbeitet

Mein persönlicher Umgang mit Asbest begann mit dem ersten Tag meiner Lehrzeit 1960. Ich habe den Beruf des Malers erlernt.

Es gab keine Aufklärung, dass aus der Tätigkeit und mit dem Umgang der zu verarbeitenden Materialien auch eine Gesundheitsgefährdung hervorgerufen werden kann. Weder über Farben und Lösemittel noch über Asbest. Nicht vom Lehrherrn, nicht von der Berufsschule. Auch Eignungsuntersuchungen gab es nicht.

Der Umgang mit asbesthaltigem Material, wie zum Beispiel in Spachtelmassen, war uns nicht als gefährlich bekannt und wir arbeiteten munter drauf los. Das heißt, wir bauten große Häuser mit 24 Wohnungen, pro Wohnung sechs Türen und ein Einbauschrank. Alle wurden von zwei Seiten gespachtelt und von uns Lehrlingen geschliffen, nachgespachtelt und wieder geschliffen. Isolierungen von heißen Rohren waren und wurden mit Asbest isoliert.

Nach der Lehre als Geselle arbeitete ich in vielen Bereichen als Maler. Ich wurde in Werften eingesetzt wie zum Beispiel der Lürssen-Werft, Schürenstedt, in der Bremer Wollkämmerei, im Kraftwerk in Farge und auf Großbaustellen, aber auch in privaten Haushalten. Dass wir da mit gefährlichen Stoffen und sogar mit krebserregenden Stoffen arbeiteten, war uns nicht bekannt.

1966 musste ich 18 Monate zum Wehrdienst. Nach der Grundausbildung kam ich zu der Panzereinheit nach Altenwalde und wurde dort als Richtschütze ausgebildet. Auch da war vieles mit Asbest isoliert. Aber Ahnung?

Null! Nach der Bundeswehr war ich dann wieder bei der alten Malerfirma und auch wieder wie bereits beschrieben eingesetzt.

Bei diesen kleinen Krauterfirmen war es üblich, dass sie die jüngeren Arbeitskollegen kurz vor Weihnachten entließen und im Februar wieder einstellten, um natürlich das Weihnachtsgeld zu sparen. Ich war mittlerweile verheiratet und konnte und wollte mir diese Spielchen nicht mehr gefallen lassen. Ich wechselte dann 1968 zum Bremer Vulkan Schiffbau und Maschinenfabrik als Maler.

Auf der Vulkan-Werft als Maler

Auf der Vulkan-Werft arbeitete ich ausschließlich auf den neu zu bauenden Schiffen: den überwiegenden Teil im Maschinenraum, aber auch im Deckshaus und vielen anderen Bereichen der Schiffe. Ab dieser Zeit kam ich das erste Mal mit vielen schädigenden Stoffen wie Farben, Lösemittel, Stäube, Rauche und Gasen in Berührung.

Sehr häufig gingen wir, meine Kollegen und ich, zum Arbeitsende mit Kopfschmerzen, Magenproblemen und Übelkeit nach Hause. Ich wollte eigentlich nach einem Vierteljahr wieder kündigen und zu meinem alten Arbeitgeber zurückgehen, tat dies aber aus verschiedenen Gründen (wie z. B. Krankheit) nicht.

Der Kampf der »Vulkanesen« gegen Asbest

1974 änderte sich mein bisheriges Arbeitsleben grundlegend. Es war die Zeit des Tarifkonfliktes der IG Metall und der Arbeitgeber. Daraus entstand der Streik im Unterwesergebiet, und ich hatte mich als Vertrauensmann der IG Metall engagiert. Dieser Streik veranlasste mich, weiterhin für die Kolleginnen und Kollegen unsere Interessen zu vertreten und durchzusetzen.

In diesem Jahr hörte ich das erste Mal überhaupt etwas von dem Arbeitsstoff »Asbest«. Vier Betriebsräte vom Bremer Vulkan waren in Hamburg auf einer Arbeitssicherheitstagung der IG Metall. Da hörten sie zum ersten Mal, wie gefährlich Asbest für die Gesundheit der

Kolleginnen und Kollegen ist. Ebenso wurde über die Verwendung von Asbestmaterialien in den Betrieben aufgeklärt, wie zum Beispiel Marinite-Schotten, die von allen Werften verarbeitet wurden.

Wieder zurück in ihrer jeweiligen Firma informierten diese Betriebsräte als Erstes den Betriebsrat. Der wiederum unterrichtete die Tischler in einer Branchenversammlung, die daraufhin die Arbeit niederlegten und Schutzmaßnahmen, asbestfreie Ersatzstoffe und einen Bericht der Aufsichtsbehörden forderten.

Bei dieser Auseinandersetzung kam heraus, dass die Sicherheitsabteilung schon seit 1968 (sechs Jahre vorher) vom Gewerbeaufsichtsamt über die Gefährlichkeit von asbesthaltigen Schotten hingewiesen wurde. In diesem Schreiben wurden auch Schutzmaßnahmen angeordnet. Diese Auflagen schmorten sechs Jahre in der Schublade und wurden von den Verantwortlichen des Bremer Vulkan verschwiegen und somit bewusst die Kolleginnen und Kollegen in die Erkrankung und den Tod getrieben.

Der Betriebsrat informierte die Belegschaft in Infoblättern, die Vertrauensleute machten in ihren Gewerken während der Mittagspause zum Thema Asbest Branchenversammlungen. So war eine umfangreiche Information hergestellt.

Die Kolleginnen und Kollegen bekamen es mit der Angst zu tun und forderten:

- *sofortige Schutzmaßnahmen,*
- *Verbot aller asbesthaltigen Produkte,*
- *arbeitsmedizinische Vorsorgeuntersuchungen,*
- *Erfassung aller Kolleginnen und Kollegen, die mit asbesthaltigen Materialien gearbeitet haben oder durch andere Gewerke oder Firmen, die mit asbesthaltigen Produkten umgingen (Nachbarschaftsexposition), geschädigt wurden, sowie die Meldung dieser Daten an die Zentrale Erfassungsstelle in Augsburg.*

Die Geschäftsführung und die Vorgesetzten versuchten natürlich, die Gefährdung durch Asbest zu verharmlosen und mit diesen Forderungen die Wirtschaftlichkeit des Unternehmens in Frage zu stellen. Dieses Ansinnen wurde von den Aufsichtsbehörden nicht unterstützt. Die Belegschaft blieb bei ihren Forderungen. Für den Betriebsrat begann ab jetzt die Arbeit: Wo und in welchen Produkten ist überall Asbest enthalten?

Es erstreckte sich über die gesamte Werft. Schiffbau – Maschinenbau – Gießerei – Instandhaltung – Schiffsreparatur – Verwaltung. Hier im groben die wichtigsten Vorkommen.

Schiffbau:
- Spritzasbest (Blauasbest)
- Asbestisolierungen an Rohren – Dampfleitungen usw.
- Asbestschnüre
- Asbestmatten
- Asbesttücher
- Asbestdichtungen (Klingerit)
- Asbesthaltige Fußbodenbeläge
- Asbesthaltige Vergussmassen
- Asbesthaltige Verkleidungen/Schotten in den Kabinen
- Asbesthaltige Bremsbelege

Maschinenbau:
- Asbesttücher beim Schrumpfen von Kurbelwellen
- Asbesthaltige Dichtungen (Klingerit) am Motor
- Asbesthaltige Rialko-Lager

Gießerei:
- Asbestschnüre
- Asbestschutzkleidung (Handschuhe – Schürzen)

Schiffsreparatur und Umbauten:
Durch Abrissarbeiten hochgradig asbeststaub-exponiert durch:
- Asbesthaltige Isolierungen
- Asbestmatten
- Asbestschnüre

Stellvertretend für viele andere Schiffe, auf denen gearbeitet wurde, seien hier genannt:

- der Umbau der Pasteur in den Jahren 1958–1959, die hochgradig asbestverseucht war,
- der Umbau der Kungsholm vom 4. September 1978 bis zum 19. Januar 1979 – auch dieses Schiff war hochgradig asbestverseucht,
- Reparaturschiffe wie die ACT-Schiffe, oder auch Schiffe aus der damaligen UdSSR.

Verwaltung:

- Klimaanlagen

Nach diesen Aufarbeitungen der Gefahrstoffe und deren Gefahren ließ mich das Thema Asbest nicht mehr los. Ich wollte unbedingt, dass dieses Teufelszeug nicht mehr in den Betrieben verarbeitet werden darf, und schloss mich deshalb der damaligen Echolot-Truppe um und mit Fritz Bettelhäuser an. 1975 kandidierte ich für den Betriebsrat und wurde gewählt. Mein Aufgabenbereich war der Arbeits- und Gesundheitsschutz, somit auch das Thema Asbest.

Seitdem war Asbest auf jeder Betriebsversammlung bis in die 1990er-Jahre ein Thema. Dabei wurde die Verbotsforderung immer wieder erneuert. Das hat auf der einen Seite die Kollegen sehr sensibel gemacht. Sie haben bei jedem aufkommendem Verdacht den Betriebsrat informiert. Er ließ dann die Arbeit einstellen, bis Schutzmaßnahmen installiert waren. Das geschah sehr oft im Bereich von Reparaturschiffen. Auf der anderen Seite gab es aber auch Kollegen, denen das Thema langsam zu viel wurde. Natürlich auch auf Druck der Vorgesetzten. Der gipfelte darin, dass ein Oberingenieur im Beisein von Kollegen ein asbesthaltiges Material zerbrach, in den Mund nahm und aufaß. Er sagte: »Passiert mir etwas, bin ich tot oder krank?«

Belegschaft lehnt Umbau der »United States« ab

Es war schon ein harter Kampf. Wir ließen uns aber nicht entmutigen und machten Asbest überall, wo wir hinkamen, zum Thema. Im Arbeitskreis »Arbeits- und Gesundheitsschutz« der IG Metall Bezirksleitung, auf Fachmessen und Kongressen wie der A+A (Arbeitsschutz und Arbeitssicherheit) und Schulungen der IG Metall und des DGB, in Presse und Rundfunk. Wir berichteten auch im »Echolot« immer wieder und gaben eine Broschüre »Es gibt keinen Schutz vor Asbest« heraus.

Durch all diese Aktivitäten und Aufklärungen lehnte dann trotz Werftenkrise die Belegschaft 1982 den Umbau der asbestverseuchten »United States« ab. Die gewerblichen Kolleginnen und Kollegen sagten: »Wir gehen lieber zum Arbeitsamt als in den Tod!«

Dies führte zur Kündigungsandrohung der Geschäftsleitung gegen den damaligen Betriebsrats-Vorsitzenden Fritz Bettelhäuser. Der Betriebsrat gewann aber mit der IG Metall den Prozess.

Andere Belegschaften an der Küste wie zum Beispiel die Howaldtswerke Deutsche Werft (HDW) Hamburg sind diesem Beispiel nicht gefolgt. Somit war eine breite Solidarität für ein generelles Asbestverbot nicht gegeben. Die Industrie verwendete im großen Umfang weiter Asbest. Schutzmaßnahmen wurden aus Finanz- und Termingründen oft auf ein Minimum beschränkt. Ganz besonders hervorgetan hat sich die Bundeswehr mit ihren Fregatten. Da wurde noch 1992 Asbest verarbeitet:

- asbesthaltige Bremsbeläge an Ankerwinden
- asbesthaltige Abschussrampen
- Asbestisolierung hinter hochwertigen Aggregaten

Wir wollten Beweislastumkehr

Was hieß das für uns und die Belegschaft? Asbest konnte nicht verhindert werden. Von den über Tausend an asbestgeschädigten Kolleginnen und Kollegen sind viele erkrankt und schon verstorben. Die Zahlen werden immer größer. Mittlerweile sprechen die Wissenschaft und die Medizin davon, dass die Spitze des Eisberges der Asbesterkrankten und Toten im Jahre 2017 erreicht wird.

Unsere Forderung von 1974 bis 1997, mit dem tragischen Ende des Bremer Vulkans zu einer Umkehr der Beweislast zu kommen, haben wir damals noch nicht durchsetzen können. Aber wir konnten vielen Kollegen und Kolleginnen bei ihren BK-Anzeigen helfen.

Nach der Vulkan-Schließung rettete ich Akten und wurde Berater

Wie ging es mit mir und dem Thema Asbest nach der Vulkan-Schließung weiter?

Ich versuchte 1996, mehrere Institutionen für das Thema Arbeitsschutz und Asbest zu interessieren, um die wichtigen Akten, die ja im Betrieb vorhanden waren, zu sichern, wie zum Beispiel: die Berufsgenossenschaft, die Gewerkschaft, die Gewerbeaufsicht, die BAU, das Umweltbundesamt, die Universität Bremen usw. Aber leider war kein Interesse vorhanden, so dass viele Unterlagen vom Bremer Vulkan (wie z. B. des Einkaufs) vom Konkursverwalter vernichtet wurden. Einige wichtige konnte ich zum Glück retten.

Von 1997 bis 1999 war ich arbeitslos und hatte das große Glück, dass ich von der Evangelischen Kirche und hier bei dem Verein Arbeit und Zukunft (A&Z) in ihren Räumen in Bremen-Nord die Kolleginnen und Kollegen ehrenamtlich beraten konnte.

Von 1999 bis 2001 bekam dann das Zentrum für Sozialpolitik (ZES) an der Universität Bremen mit den Professoren Reiner Müller und Dietrich Milles über die Hans-Böckler-Stiftung ein Projekt gefördert: »Arbeitsplatz und Gesundheit im Lebensverlauf. Berufsbiographische und gesundheitliche Krisen am Beispiel ehemaliger Vulkan-Werftarbeiter«. Ein Teil des Projektes bestand im Aufbau eines Beratungsbüros in Bremen-Nord im ehemaligen Betriebsratsgebäude des Bremer Vulkan.

Danach war ich wieder arbeitslos, und dann sorgte von September 2001 bis September 2003 die Evangelische

Kirche und hier speziell der Kirchliche Dienst in der Arbeitswelt (KDA) und der Verein A&Z dafür, dass ich die Beratung in allen Fragen der Berufskrankheiten weiterführen konnte.

Ab 2003 ging es mit der Beratungsarbeit von mir nur weiter, weil der Pastor Reinhard Jung von der Evangelischen Kirche - Vorsitzender der Schwelle - des KDA und A&Z in Bremen mich aus seinem privaten Eigentum mit 32.000 DM für ein Jahr finanzierte und die Bremer Landesregierung für ein weiteres Jahr. Für die Hilfe suchenden Kolleginnen und Kollegen war das von großer Bedeutung.

Danach gab es von keiner Seite eine Finanzierung mehr. Die Erkrankungen wurden aber nicht weniger, sondern mehr und brauchten Hilfestellung und Beratung für diese komplizierten Verfahren. Also führte ich diese Beratung ab 2005 ehrenamtlich auf dem Gelände des Bremer Vulkan in dem Gebäude des ehemaligen Betriebsrates durch. Bis dann 2009 auf Initiative der Grünen in der Bremischen Bürgerschaft das Thema Asbest und die Hilfestellung für Betroffene auf den Tisch kam. Daraufhin beschloss das Parlament die Einrichtung einer Beratungsstelle, sie wurde bei der Arbeitnehmerkammer in Bremen angesiedelt. Über ein Projekt vom Mai 2011 finanzierten das Land Bremen und die Europäischen Union zunächst für eineinhalb Jahre diese Beratungsstelle für Gesundheit und Berufskrankheitsangelegenheiten. In diesem Projekt sind auch kompetente Leute mit eingebunden, um den Menschen zu helfen und zu ihrem Recht zu verhelfen. Glücklicherweise hat das Land Bremen beschlossen, diese Beratung auf Dauer weiter zu finanzieren und zu verstetigen.

Der Umgang mit Asbest hat auch mich krank gemacht. Meine Asbestose ist als Berufskrankheit anerkannt, aber ohne Minderung der Erwerbsfähigkeit (MdE) - also ohne Leistung.

---

[1] *Teile dieses Textes wurden bereits in einem Flugblatt der IG Metall veröffentlicht: http://www.labourcom.uni-bremen.de/ak-alternative_fertigung/rundbrf/rundbrf/rund012/s014-asbest012.html*

Beweislastumkehr, mindestens aber grundlegende Beweiserleichterungen im Recht der Berufskrankheiten

Prof. Dr. Joachim Heilmann

Ausgangslage – Beweisnot der Versicherten

Das mehrfache Elend der versicherten Erkrankten und deren Familien ist oft und eingehend beschrieben worden: von der Exposition über die Krankheit bis zur Nichtanerkennung und damit zur Nichtleistung des Unfallversicherungsträgers (UVT). Am Ende von Reformvorschlägen stehen regelmäßig Forderungen nach Hilfen für den Versicherten in seiner Beweisnot, aus meiner Sicht völlig zu Recht. (Gerichtliche) Verfahren werden sehr oft über die Hilfskonstruktion der Beweislasttragung entschieden. Natürlich müssen Gerichte eine Entscheidung fällen, doch ist dies bei nicht beweisbaren erheblichen Tatsachen unbefriedigend und führt in aller Regel nicht zum Rechtsfrieden. Trotz einiger prozessualer Verbesserungen wurde noch kein befriedigender Stand der Versicherten erreicht.

Zu den Voraussetzungen einer sachlichen Diskussion dieses rechtspolitisch brisanten Themas gehören folgende Tatsachen: Die Expositionen bei der beruflichen Tätigkeit liegen zumeist Jahre, oft - wie besonders bei Asbest - sogar Jahrzehnte zurück. Erinnerungen und private Aufzeichnungen des Versicherten selbst sind selten. Sie hätten gerichtlich als sogenannte Parteiaussagen ohnehin kein großes Gewicht. Ehemalige Arbeitskollegen und Vorgesetzte können als Zeugen in Betracht kommen, müssen aber erst einmal gefunden werden, und auch bei ihnen sind exakte Erinnerungen eher die Ausnahme.

Betriebliche Dokumentationen sind zwar hinsichtlich der Gefährdungsbeurteilungen seit 1996 nach §§ 5 und 6 ArbSchG generelle Rechtspflicht aller Arbeitgeber[1], jedoch noch immer nicht in gehöriger Art und Weise sowie flächendeckend vorhanden. Für länger zurückliegende Zeiten gilt dies erst recht. Gutachterliche Bemühungen bewegen sich notgedrungen in abstrakten Ursache-Wirkungs-Beziehungen, weil die historisch-konkreten Umstände nicht bekannt sind. Für Asbest, mit dem seit 1993 nicht mehr umgegangen werden darf, trifft das in besonderer Weise zu.

Die Interessenlage wird im Kausalitätsgeschehen vom Gegensatz Versicherter–Unternehmer gekennzeichnet, während dieser im Anerkennungsverfahren vom Streit zwischen Versichertem und UVT abgelöst wird. Dabei ist eine objektive Interessenallianz zwischen Unternehmer und UVT nicht von der Hand zu weisen. Schließlich liegt die faktisch endgültige Sachentscheidung bei Gutachtern, über deren verlässliche Gründlichkeit, Objektivität und Neutralität immer wieder Zweifel auftauchen, auch wenn die formale Entscheidung bei den Rentenausschüssen der Berufsgenossenschaften liegt.

Rechtliche Basis der Beweislastverteilung

Gerichte entscheiden auf der Grundlage festgestellter Sachverhalte, die aus gerichtsbekannten, unstreitigen und bewiesenen Tatsachen bestehen. Sind entscheidungserhebliche streitige Tatsachen nicht bewiesen, geht deren Nichtbeweisbarkeit zu Lasten der Partei, die aus deren Vorliegen eine ihr günstige Rechtsfolge herleitet (z. B. BVerwGE 61,176). Kurz gesagt trägt grundsätzlich die beweispflichtige Partei, und das ist in diesen Fällen der erkrankte Versicherte, das Risiko der Nichtbeweisbarkeit. In dieser klaren und zutreffenden Risikozuweisung wird noch nicht berücksichtigt, dass Parteien in unterschiedlicher Weise auf die streitige Tatsache und deren Beweisbarkeit zugreifen können. Daher gilt auch folgende Modifizierung: An der Aufklärung erheblicher Tatsachen müssen diejenigen mitwirken, die es rein faktisch auch können. Dies führt zu entsprechenden Mitwirkungs- und Darlegungslasten als Vorstufen zur Beweislasttragung.

Ferner greift die gerichtliche Praxis zu Beweiserleichterungen wie etwa zum Anscheinsbeweis, bei dem das Vorliegen hinreichender Indiztatsachen auf das Vorliegen der zu beweisenden Tatsache schließen lässt. Der anderen Partei verbleibt dann das Recht, diese Schlussfolgerung substanziell zu entkräften, indem sie das Gegenteil beweist. Die sogenannte Vermutungswirkung knüpft an das Vorliegen festgelegter Verhaltensweisen oder tatsächlicher Voraussetzungen die Annahme zu Gunsten eines Arbeitgebers, bestimmte Pflichten erfüllt zu haben. Beispiele hierfür bieten aus dem Arbeitsschutzrecht die §§ 3a Abs. 1 Satz 3 ArbStättV, 7 Abs. 2 Satz 3 GefStoffV und 3 Abs. 1 Satz 3 ArbMedVV. Dass der UVT nach § 20 SGB X den Sachverhalt von Amts wegen aufklären muss, ändert an der aufgezeigten Risikoverteilung nichts. Allenfalls wäre daraus richtigerweise zu folgern, dass Aufklärungslücken oder -mängel dem UVT zum Nachteil gereichen, nicht aber dem Versicherten. Auch der Verzicht auf den sogenannten Vollbeweis (»mit an Sicherheit grenzender Wahrscheinlichkeit«) im Recht der Unfallversicherung und das Begnügen mit einer »hinreichenden Wahrscheinlichkeit« hat die Lage der Versicherten real kaum verbessert.

Beweiserleichterungen in anderen Gesetzen als Vorbild

Neben einigen Fallgestaltungen aus dem Arbeitsvertrags- (§ 619a BGB) und dem Kündigungsschutzrecht (§ 1 Abs. 3 Satz 3 KSchG) wählt § 22 des Allgemeinen Gleichbehandlungsgesetzes (AGG) zur Beweislasttragung folgenden Weg: Sind Indizien vorgetragen und belegt, also bewiesen, die eine Vermutung begründen, es liege eine Benachteiligung im Sinne von § 1 AGG vor (wegen Rasse, ethnischer Herkunft, Geschlecht, Religion etc.), trägt die andere Partei die Beweislast dafür, dass kein Verstoß gegen das Benachteiligungsverbot vorgelegen hat.

Die Regeln über den Verbrauchsgüterkauf entlasten den Konsumenten, indem § 476 BGB beim Auftreten eines Sachmangels innerhalb von sechs Monaten nach dem Gefahrübergang (praktisch dem Erhalt der Sache) die Vermutung aufstellt, dieser Mangel habe bereits beim Erhalt der Sache vorgelegen. Dagegen kann sich der Verkäufer nur wehren, wenn er beweist, dass aus »der Art der Sache oder des Mangels« die Vermutung falsch ist.

Ist zwischen Mieter und Vermieter streitig, ob die Mietsache rechtzeitig überlassen wurde, so trifft die Beweislast dafür den Vermieter, § 543 Abs. 4 Satz 2 BGB. Das Widerrufsrecht bei Verbraucherverträgen ist zeitlich befristet. Ist der Fristbeginn streitig, so trifft die Beweislast den Unternehmer, § 355 Abs. 3 Satz 3 BGB. Auch im Recht der Allgemeinen Geschäftsbedingungen wird die Bedeutung der Beweislast deutlich, wenn § 309 Ziff. 12 BGB eine Klausel für unwirksam erklärt, durch die der Verwender (= der Unternehmer) die Beweislast zum Nachteil des anderen Teils ändert.

Das Arzt- und Krankenhaushaftungsrecht kennt eine Vielzahl von Beweiserleichterungen[2] und Umkehrungen der Beweislast[3] zu Gunsten des Patienten. Das Patientenschutzgesetz führt in § 630h BGB Beweiserleichterungen zu Gunsten des Patienten bei Behandlungs- und Aufklärungsfehlern auf. Gesetzliche Vermutungsregeln betreffen den Fehler selbst, die Kausalität und auch das Verschulden.

Diesen Rechtsänderungen liegt die Idee zugrunde, dass es den »eigentlich« Beweispflichtigen, also etwa den Käufern, Mietern oder Patienten, aus tatsächlichen Gründen oder infolge des Machtunterschieds nicht oder wesentlich schlechter als dem anderen Teil gelingt, entsprechende Tatsachen oder Indizien zu erkennen, vorzutragen und notfalls zu beweisen.

Fairere Anerkennung und Entschädigung von Berufskrankheiten

Der Reformgesetzgeber hatte in § 9 Abs. 3 SGB VII bereits eine gewisse, aber nicht ausreichende Beweiserleichterung zu Gunsten des Versicherten geschaffen. Vom gegenwärtigen Wortlaut dieser Vorschrift aus sollte ein weiterer Reformschritt erfolgen:

> *»Erkranken Versicherte, die infolge der besonderen Bedingungen ihrer versicherten Tätigkeit in erhöhtem Maße der Gefahr der Erkrankung an einer in der Rechtsverordnung nach Abs. 1 genannten Berufskrankheit ausgesetzt waren, an einer solchen Krankheit und können Anhaltspunkte für eine Verursachung außerhalb der versicherten Tätigkeit nicht festgestellt werden, wird vermutet, dass diese infolge der versicherten Tätigkeit verursacht worden ist.«*

Der Denkansatz, die Ursächlichkeit in der versicherten Tätigkeit zu vermuten, ist dem Grunde nach zutreffend. Nur sind die Voraussetzungen, unter denen diese Rechtsvermutung greift, zu eng formuliert, so dass am Ende das Regel-Ausnahme-Verhältnis, das zu beseitigen war, faktisch wiederhergestellt wird. Die betriebliche Verursachung sollte vielmehr zum Regelfall erklärt werden und ihr damit auch zum gerichtlichen Durchbruch verhelfen. Andere Ursachenverläufe bleiben als Ausnahme denkbar und müssen dann vom UVT nachgewiesen werden. Im Einzelnen gilt Folgendes:

Zunächst ist nicht einzusehen, warum es sich um besondere Bedingungen der versicherten Tätigkeit als kausale Faktoren handeln muss, reichen doch gerade die konkreten und alltäglichen Tätigkeitsbedingungen allemal aus. Außerdem ist eine Abgrenzung von Tätigkeitsbedingungen und *besonderen* Tätigkeitsbedingungen nicht nur schwierig, sondern eröffnet ein Feld für Auseinandersetzungen, die nur das Ziel verfolgen, einen Versicherungsfall zu verneinen. Schließlich zwingt die Logik einer *Berufskrankheit* keineswegs dazu, nur

»besondere« Tätigkeitsumstände als Ursachen zuzulassen.

Ebenso verhält es sich mit der Formel, dass Erkrankte in erhöhtem Maße der Erkrankungsgefahr an einer Berufskrankheit ausgesetzt (gewesen) sein müssen, um die Vermutung auszulösen. Auch hier gelten die im vorigen Absatz formulierten Argumente. Eine Erkrankungsgefahr ist als Anknüpfungspunkt für die Ursachenvermutung notwendig, aber auch ausreichend. Verbinden sich nun noch die besonderen Bedingungen mit der erhöhten Gefahr, verdoppelt sich gleichsam die Hürde zur Anerkennung.

Auf der anderen Seite dürfen keine Anhaltspunkte für eine andere Ursachenreihe festgestellt worden sein[4]. Spätestens resultiert aus dem erfolgreichen Auffinden solcher Anhaltspunkte durch Gutachter die Forderung, die möglichen Alternativverläufe außerhalb der versicherten Tätigkeit mit größerer Sicherheit dingfest zu machen als nur mithilfe von »Anhaltspunkten«. Deren Vielfalt reicht bekanntlich von individuellem Fehlverhalten über unspezifische Umwelteinflüsse bis zur genetischen (Prä-)Disposition. Wenn auch viele dieser Mutmaßungen ganz oder teilweise zutreffen mögen, so lassen sie doch letztlich offen, ob die gesundheitsgefährdenden Umstände bei der versicherten Tätigkeit nicht wenigstens mit ursächlich gewesen sind und somit die Berufskrankheit ausgelöst haben. Es erscheint zumindest ungereimt, das Risiko der Nichterweislichkeit einer betrieblichen Mitverursachung allein dem Versicherten aufzubürden. Denn im Ergebnis führt die Praxis genau zu diesem Zustand, wenn nur »Anhaltspunkte« auftauchen. An deren Stelle müsste streng genommen die Feststellung einer anderweitigen Alleinursächlichkeit treten, um die versicherte Tätigkeit als Ursache auszuschließen. Da für diese Feststellung allein ärztlicher Sachverstand in Betracht kommt, ist es denknotwendigerweise auch erforderlich, derartige Kausalketten mit Ausschließlichkeitscharakter zu erkennen und zu benennen. Dies erscheint aus ärztlicher Perspektive (noch lange) nicht möglich, so dass es im Ergebnis sinnlos wäre, diese Rechnung ohne den Wirt zu machen.

Alternativ könnten die Anforderungen an die Arbeitgeberseite zum Nachweis all dessen gesteigert werden, was eine berufsbedingte Erkrankung zu verhüten bestimmt und geeignet ist. Hierzu zählt die Einhaltung aller nationalen und supranationalen Schutz- und Präventionsvorschriften, aller technischen und vergleichbaren Regeln von Ministerien auf gesetzlicher Basis, die eine Vermutungswirkung[5] erzeugen, sowie weiterer untergesetzlicher Normen und Standards, die von zuständigen, anerkannten Stellen erlassen und veröffentlicht worden sind. Obergrenze derartiger Aufwendungen wären technische Machbarkeit und wirtschaftliche Leistbarkeit. Bei diesen Schranken ist indessen zu berücksichtigen, dass bei präventiven Maßnahmen nicht nur deren Kosten zu berücksichtigen sind, sondern auch die Tatsache, dass diese sich mit einem sogenannten »Return on Prevention«[6] von über 1,0, nach neueren Berechnungen von 2,7 für das Unternehmen lohnen.

Mit diesen drei Änderungen im Wortlaut würde sich § 9 Abs. 3 SGB VII einer Beweislastumkehr annähern, weil die zentralen Ablenkungswege von der betrieblichen, tätigkeitsbezogenen Ursachenreihe verstellt wären. In der Sache wäre damit den Versicherten wesentlich geholfen, würde doch die gesetzliche Vermutung eher greifen und schwerer zu widerlegen sein. Die Vorschrift könnte folgendermaßen lauten:

> **»Erkranken Versicherte, die infolge der Bedingungen ihrer versicherten Tätigkeit der Gefahr der Erkrankung an einer in der Rechtsverordnung nach Abs. 1 genannten Krankheit ausgesetzt waren, an einer solchen Krankheit und kann nicht bewiesen werden, dass der Arbeitgeber alles Zumutbare zur Schadensverhütung unternommen hat oder beruhen Tatsachenlücken auf der Nichterfüllung von Dokumentationspflichten, wird vermutet, dass diese Krankheit infolge der versicherten Tätigkeit verursacht worden ist.«**

Argumente für die Notwendigkeit dieser Gesetzesänderung

In den hier betrachteten Fällen geht es um eine Berufskrankheit, die es immerhin geschafft hat, in die Liste der Berufskrankheitenverordnung aufgenommen zu werden. Das ist schon eine starke Leistung, wie man kritisch anmerken kann. Der Wortbestandteil »Beruf« stellt klar, dass es sich um das Ergebnis einer versicherten Tätigkeit in einem bestimmten beruflichen Umfeld handeln muss. Die Verbindung zwischen dem Menschen in betrieblicher Arbeit und einem Gesundheitsschaden ist damit hergestellt. Erkrankt ein Berufstätiger an einer Berufskrankheit, stammt diese aus der beruflichen Arbeit. Die in der Begrifflichkeit abgebildete Logik macht deutlich: Tätigkeit im Beruf lässt den Versicherten erkranken, was zur Berufskrankheit führt. Tätigkeit »wie ein Versicherter« (§ 2 Abs. 2 SGB VII) ist gleichgestellt. Danach sind zum Beispiel Ehefrauen oder Kinder, die asbestverseuchte Arbeitskleidung zu Hause reinigen, ebenfalls versichert. Das BSG[7] hat dies mit der hanebüchenen Erklärung abgelehnt, die dem Unternehmer bekannte (und übliche) »private« Reinigung sei »in der Handlungstendenz auf eigenwirtschaftliche Interessen des ehelichen Haushalts« ausgerichtet und somit nicht versichert.

Daraus folgt für diejenigen Fälle einer Berufskrankheit, in denen die begrifflich zwingende Verknüpfung von versicherter Tätigkeit (einschließlich von Tätigkeiten wie ein Versicherter) und Erkrankung zu verneinen ist, dass die Kausalität von demjenigen darzulegen und zu beweisen ist, die von der Ausgangslogik Berufskrankheit abweicht: Die versicherte Person muss dann den Beweis für eine Berufskrankheit erbringen. In dieser Situation befinden sich etwa Versicherte, die an einer Krankheit leiden, die nicht in der BK-VO steht. Dann ist es unabweisbar, alle Anspruchsvoraussetzungen einschließlich der Kausalität zwischen versicherter Tätigkeit und Erkrankung darzulegen und nötigenfalls zu beweisen.

Ein Unterfall nicht aufklärbarer Kausalität sind pflichtwidrige Dokumentationsmängel. Seit 1996 schreibt § 6 ArbSchG dem Arbeitgeber vor, vor allem Ergebnisse von Gefährdungsbeurteilungen, getroffene Maßnahmen sowie das Arbeitsunfallgeschehen zu dokumentieren. Auch hinsichtlich früherer Rechtslagen lässt sich diversen Rechtsquellen, gesetzlichen wie vertraglichen, die Pflicht entnehmen, wichtige Elemente des Arbeitsgeschehens niederzulegen. Jedenfalls soll demjenigen kein Vorteil daraus erwachsen, dass er solche Pflichten verletzt hat.

Eine Parallele zur Berufskrankheit bildet der Arbeitsunfall. Zunächst erscheint der Zusammenhang zwischen der beruflichen Arbeit und dem plötzlichen Ereignis mit Schadensfolge beim Versicherten offensichtlich und kann nicht standardisiert verneint oder verleugnet werden. Etwas weniger deutlich stellt sich die Kausalität beim Wegeunfall dar; dazu existiert eine hochdifferenzierte Rechtsprechung. In beiden Fällen bleibt es der BG und dem Arbeitgeber selbstverständlich unbenommen, einen abweichenden Kausalverlauf darzutun und zu beweisen, das heißt, dass es andere, bestimmt bezeichnete Ursachen waren, die zu dem konkreten Unfall im Betrieb oder auf dem Arbeitsweg geführt haben. Auch diese »Ausnahme« vom Normalverlauf deckt sich mit der richtig verstandenen Situation nach Auftreten einer Berufskrankheit und kommt daher im Ergebnis einer Beweislastumkehr gleich.

Für die vorgeschlagene Änderung des § 9 Abs. 3 SGB VII sprechen ferner folgende Argumente:

Das gesamte, vor allem europäisch geschaffene Rechtsarsenal zu Gunsten eines umfassenden präventiven Arbeits- und Gesundheitsschutzes spricht dafür und erfordert, betriebliche Ursachen für Schäden und Beschwerden ernst zu nehmen, sie vorbeugend zu ermitteln und rechtzeitig Schutzmaßnahmen zu ergreifen. Dieses Paket enthält bislang eine Reihe wichtiger Werkzeuge:

Die Gefährdungsbeurteilung nach § 5 ArbSchG und einigen Arbeitsschutzverordnungen ist die Basis für jedwede verpflichtende Präventivmaßnahme. Ohne (eventuelle) festgestellte Gefährdungsmerkmale bleiben gesetzlich vorgesehene oder empfohlene Maßnahmen beliebig, theoretisch und allenfalls zufällig wirksam.

Die Fachkräfte nach dem Arbeitssicherheitsgesetz, Betriebsärzte und Fachkräfte für Arbeitssicherheit (FASi) wie auch die Sicherheitsbeauftragten nach dem SGB VII haben Aufgaben zu erfüllen, die in erster Linie auf gesunde, nicht gefährdende Arbeitsbedingungen abzielen.

Verstärkt wird die Effektivität des Einsatzes der Betriebsärzte und FASi durch die Vorschrift 2 der Deutschen Gesetzlichen Unfallversicherung (DGUV), welche eine flexiblere, konkretere und schwerpunktorientierte Tätigkeit dieser Fachkräfte ermöglicht.

Ebenfalls mit präventivem Auftrag tritt das System arbeitsmedizinischer Vorsorge an. Die Wunsch-, Angebots- und Pflichtvorsorge bezieht sich auf die Verbesserung der Arbeitsbedingungen im weitesten Sinne sowie bei unvermeidbaren Restgefährdungen auf ausreichenden Schutz der Beschäftigten.

Wenn auch die (interessierten?) Missverständnisse unter Arbeitgebern noch immer verbreitet sind, gilt auch das verpflichtend vom Arbeitgeber anzubietende Betriebliche Eingliederungsmanagement (BEM) gem. § 84 Abs. 2 SGB IX der Zielerreichung verringerter Gefährdungspotenziale an den Arbeitsplätzen. Ausgehend von einer über sechswöchigen Erkrankung eines Beschäftigten muss der Arbeitgeber im Rahmen des BEM auf der Grundlage einer aktuellen und vollständigen Gefährdungsbeurteilung des betreffenden Arbeitsplatzes und der dort ausgeführten Tätigkeit(en) prüfen, ob Faktoren zu ermitteln sind, welche die Erkrankung verursacht oder mit verursacht haben könnten. Es handelt sich damit um verhältnisbezogene Analysen und nicht, wie von Arbeitgeberseite oft fehlverstanden, verhaltensbezogene Untersuchungen und Maßnahmen.

Schließlich tritt auch die Betriebliche Gesundheitsförderung der gesetzlichen Krankenkassen im Sinne des

§ 20a SGB V an, die gesundheitliche Situation im Betrieb zu verbessern. Hierbei und bei der Verhütung arbeitsbedingter Erkrankungen haben die Krankenkassen mit den Unfallversicherungsträgern zusammenzuarbeiten (§§ 20a, Abs. 2 und 20b SGB V).

In allen Fällen steht der Präventionsgedanke im Vordergrund. Erst in dem Maße, wie alle präventiv eingesetzten Maßnahmen ganz oder teilweise versagen, kann es zu arbeitsbedingten Erkrankungen kommen. Erkrankt ein Versicherter im Rahmen der versicherten Tätigkeit an einer Krankheit im Sinne der BK-VO, ist die betriebliche/berufliche Verursachung bis zum Beweis des Gegenteils gegeben. Und dieses Gegenteil, dass nämlich der Arbeitgeber alle Präventivmaßnahmen wirksam ergriffen und kontrolliert hat, substantiiert zu behaupten und zu beweisen, muss dem UVT selbstverständlich möglich sein und bleiben.

Fazit

Nur 20 Prozent der angezeigten asbestbedingten Lungenkrebsfälle werden als Berufskrankheit anerkannt. Dies ist ein klares Signal für rechtspolitisches Handeln. Der Reformbedarf ist häufig dargelegt worden[8] und führt im Ergebnis zur Forderung, § 9 Abs. 3 SGB VII im oben skizzierten Sinne neu zu fassen.

Sollte sich indessen nichts an der bestehenden Rechtslage und deren gerichtlicher Umsetzung ändern, ist zumindest eine Umbenennung des SGB VII in Bezug auf Berufskrankheiten zu fordern, handelt es sich doch in Wirklichkeit um ein »*Gesetz zur Versicherung von Berufskrankheiten, deren Voraussetzungen vom Versicherten bewiesen werden können*«.

[1] Die erste Gefahrstoffverordnung von 1986 kannte zwar schon die Gefährdungsanalyse (§ 16 Abs. 4), eine Dokumentationspflicht in Bezug auf Messergebnisse (§ 18 Abs. 4) und eine ausführliche Vorsorgekartei (§ 34), doch beschränkten sich diese Regeln auf den Einsatz von Gefahrstoffen und entfalteten obendrein keine praktische Durchschlagskraft. Vgl. J. Heilmann, Gefahrstoffe am Arbeitsplatz, Köln 1989, S. 53 f., 59 f., 86 ff.

[2] Vgl. M. Terbille , Hrsg., Medizinrecht, München 2009, S. 249 f.

[3] Ebda., S. 225 f., 237 f.

[4] Als typischer Fall kann das Rauchen des Versicherten gelten; vgl. nur BSG, Urt. vom 30.1.2007 – Az.: B 2 U 15/05 R in: SozR 4-5671 Anl. 1 Nr. 4104 Nr. 2. Auch die Instanzgerichte folgen diesem Muster, so dass de facto von der Vermutung des § 9 Abs. 3 SGB VII noch nicht Gebrauch gemacht worden ist. Vgl. dazu Peter Frese, Beweislastumkehr (§ 9 Abs. 3 SGB VII), Vortrag auf dem 2. Asbestose-Workshop in Hamburg am 18.1.2012.

[5] S. o. zu II. Die Einhaltung solcher Regeln, z. B. der TRGS (= Technische Regeln Gefahrstoffe), zieht zu Gunsten des Arbeitgebers die gesetzliche Vermutung nach sich, alle Pflichten erfüllt zu haben. Diese Vermutung ist freilich widerleglich. Das bedeutet, dass ein Geschädigter dartun kann und beweisen muss, dass es trotz Regeleinhaltung zu einer schädigenden Kausalkette gekommen ist und dies vom Arbeitgeber zu vertreten ist.

[6] RoP: Gemeint ist der Gewinn des Unternehmens aus umgesetzten präventiven Arbeitsschutz-Investitionen, also ergeben z. B. 1,– € für investierten Arbeitsschutz 2,70 € Gewinn nach ein oder zwei Jahren.

[7] Urteil vom 13.10.1993 – 2 RU 53/92 – JurionRS 1993, 19293; HVBG-Info 30/19993 v. 17.12.1993, S. 2626-2631; zu Recht sehr kritisch dazu H.-J. Woitowitz: Die Sozialgerichtsbarkeit 1994, S. 557–559.

[8] Vgl. z. B. aus jüngster Zeit die Entschließung des EP vom 14.3.2012 zu asbestbedingten Gefährdungen (...) (2012/2065 [INI]), Kleine Anfrage und Antwort der Bundesregierung (Drucks. 17/14465) zur Lage der Asbesterkrankten vom 31.7.2013 und die Stellungnahme dazu der Asbestose Selbsthilfegruppen e. V.

Berufskrankheit oder Familienpflicht?

Asbesterkrankungen bei Ehefrauen und Kindern

Andrea Quick

Wenn über die Zahl der Asbestopfer gesprochen oder geschrieben wird, werden oft diejenigen nicht mit berücksichtigt, deren Leiden nicht unmittelbar mit einer asbestbedingten Tätigkeit in Verbindung gebracht wird. Offiziell sterben etwa 1.500 Menschen pro Jahr an einer asbestbedingten Berufskrankheit. Nicht mit erfasst sind bisher die Todesfälle von Familienangehörigen, die im Zusammenhang mit den Asbestkontakten des Mannes ebenfalls mit der tödlichen Faser in Berührung kamen: Frauen, die die Arbeitskleidung der Männer gewaschen, oder Kinder, die im Haus den Staub der Arbeitskleidung eingeatmet oder ihren Vätern das Mittagessen an den asbestbelasteten Arbeitsplatz gebracht und dort gelegentlich mitgeholfen haben.

Auch sie waren von der Gefahr betroffen, die von Asbestfasern ausging, und sind im Falle einer Erkrankung im Versicherungsrecht nicht erfasst. Auch wenn es sich in diesen Fällen auf den ersten Blick nicht um die Folge eines direkten beruflichen Kontakts mit Asbest handelt, so stellt sich die Frage nach der gesellschaftlichen Verantwortung für diese Menschen und Möglichkeiten einer Entschädigung.

Der Bundesverband der Asbestose Selbsthilfegruppen e. V. und die Asbestose Selbsthilfe Hamburg und Schleswig-Holstein e. V. forderten im Juni 2013 in einer gemeinsamen Presseerklärung die »Anerkennung von Asbest-bedingten Erkrankungen infolge von Expositionen im Haushalt«. Die Interessensvertreter stellten eindeutig fest, dass die an Mesotheliom (Krebs des Rippen- bzw.

Bauchfells) erkrankten Hausfrauen, die beim Reinigen der von Asbeststaub kontaminierten Arbeitsanzüge die giftige Faser eingeatmet hatten, im Interesse des Unternehmens tätig gewesen und daher mit zu berücksichtigen seien.

Dies sieht die Berufsgenossenschaft ganz offensichtlich anders: Auf der Homepage der Kanzlei Battenstein in Düsseldorf, die sich besonders für Fälle der Verfolgung und Verwirklichung aller denkbaren Ansprüche der von Unfällen und Berufskrankheiten Betroffenen engagiert, wird exemplarisch folgender Fall beschrieben:

Die Ehefrau eines Mannes, der bei einem Asbestisolierunternehmen beschäftigt gewesen war, hatte neun Jahre lang die Arbeitskleidung ihres Mannes vom Asbeststaub gereinigt. Die Berufsgenossenschaft lehnte den Entschädigungsantrag ab mit der Begründung, die Reinigungstätigkeit der Frau sei nicht dem Unternehmen zuzurechnen, sondern es handele sich hierbei um eine rein private Verrichtung. Folgt man der Auffassung der Kanzlei Battenstein, so könnte die Reinigung der Arbeitskleidung jedoch durchaus als eine Tätigkeit im eigenen Haushalt, aber gerichtet auf die Beseitigung von Arbeitsschmutz, der aus dem Mitgliedsunternehmen der BG herrührte, verstanden werden. Somit hätte die Frau »im Auftrag des Unternehmens« gehandelt, also wie eine Versicherte.

Nachdem das Sozialgericht die Klage der Frau abgewiesen hatte, erkannte das Berufungsgericht Nordrhein-Westfalen die Berufskrankheit an, was die Berufsgenossenschaft aber nicht gelten ließ. Sie ging in Berufung mit dem Ergebnis, dass das Bundessozialgericht das Urteil wieder aufhob. Als Begründung führte das Gericht an, dass die Tätigkeit des Wäschereinigens durch die Ehefrau »allein auf den Haushalt gerichtet« gewesen und der »objektive Nutzen« für das Unternehmen nicht nachzuweisen sei. Das Jonglieren mit Rechtsbegriffen und Argumentationsstrategien muss in den Ohren von Betroffenen zynisch klingen.

Diese Fälle gibt es auch in anderen Bundesländern, zum Beispiel in Bremen: eine Antragstellerin, die an einem

Mesotheliom erkrankt war, gehört zu den besonders tragischen Fällen. Sie hatte in den 1970er- und 1980er-Jahren die Arbeitskleidung ihres Vaters gewaschen, die er tagtäglich von der Firma Toschi mit nach Hause brachte. Für das bösartige und schnell zum Tode führende Mesotheliom reichen wenige Asbestfaserkontakte aus. Auch hier können bis zum Ausbruch der Krankheit viele Jahre, manchmal Jahrzehnte ins Land gehen. Die Tochter bekam die Diagnose 2010 und verstarb wenige Monate später. Rippenfellkrebs ist im Vergleich zu Lungenkrebs selten, die Ursache wird aber immer mit Asbestkontakt in Zusammenhang gebracht.

Bei der Firma Toschi, die damals in Bremen-Hemelingen ansässig war, wurden unter anderem Asbestfaserplatten hergestellt. Die so genannten »Toschi-Platten« sind vielen Bremerinnen und Bremern noch heute ein Begriff. Diese auch unter dem Begriff »Wellplatten« bekannten Platten wurden unter anderem zur Abdeckung von Dächern, beispielsweise für Schuppen oder Häuser in Kleingartengebieten, verwendet. Die Menschen, die bei Toschi arbeiteten, kamen tagtäglich mit der gefährlichen Faser in Kontakt, aber auch ihre Angehörigen, denn die Arbeitskleidung wurde nicht etwa in der Firma gelassen und gereinigt, sondern mit nach Hause genommen. Dass die Beschäftigten und ihre Angehörigen dadurch lebensgefährlich erkranken konnten, interessierte die Unternehmensleitung offensichtlich nicht.

Neben Familienangehörigen gab es aber ebenso Frauen, die durch ihre Berufstätigkeit direkt mit Asbest in Kontakt kamen. Frauen arbeiteten in fast allen Bereichen aber vor allem im Lohnbüro, im Prüflabor, in der Verwaltung und als technische Zeichnerinnen. Wie viele von ihnen wegen fachlicher Papiere auch Bereiche betraten, in denen sie Asbeststaub ausgesetzt waren, ist noch unbekannt.

Arbeitnehmervertreter in der gesetzlichen Unfallversicherung

Harm Ehmke

Welche Gestaltungsmöglichkeiten haben Versichertenvertreter in der gesetzlichen Unfallversicherung?

Seit 1885 besteht die gesetzliche Unfallversicherung. Die Unfallversicherungsträger in der Privatwirtschaft sind die Berufsgenossenschaften und in der öffentlichen Hand die Unfallkassen. Die Beteiligung der Arbeitnehmer und Arbeitnehmerinnen - Versichertenvertreter in der paritätisch besetzten Selbstverwaltung - ist allerdings erst 1951 realisiert worden. Seit 1951 besteht also die Möglichkeit, direkt auf die Verwaltung der gesetzlichen Unfallversicherung, gemäß SGB als Unfallversicherung bezeichnet, Einfluss auszuüben. Zusammen mit den Vertretern der Arbeitgeberbank können die Versichertenvertreter auf die Entscheidungen im Entschädigungsverfahren sowie auf die Prävention der Unfallversicherungsträger einwirken. Als Vertreter/in der Arbeitnehmer/-innenbank in der Selbstverwaltung ist natürlich deren Sichtweise auf die Versicherungsvorgänge in den Renten- und Widerspruchsausschüssen von Belang, wie auch die Mitarbeit in den Selbstverwaltungsorganen - Vertreterversammlung und Vorstand - von den Erfahrungen im betrieblichen Umfeld maßgeblich mitgeprägt wird. Meistens resultiert aus dieser Praxis heraus ein intuitives Rollenverständnis als Vertreter der Versicherten. Die mit der betrieblichen Praxis verbundene Erfahrung alleine reicht nicht aus, um die Interessen der von arbeitsbedingten Gesundheitsschäden geplagten Kolleginnen und Kollegen auf dem Gebiet des Unfallversicherungsrechts wahrzunehmen. Wächst mit zunehmender Erfahrung im Ehrenamt der eigene

Anspruch bei der Ausübung der Selbstverwaltungsaufgaben und will man als Versichertenvertreter zu einer Verbesserung der Wirkung auf die betriebliche Sicherheit und die Gesundheit der Beschäftigten beitragen, kommt man nicht umhin, die Wechselbeziehungen zwischen Rehabilitation und Prävention des Unfallversicherungsträgers zu verstehen. Ohne Kenntnis der rechtlichen Grundlagen der gesetzlichen Unfallversicherung und der damit verbundenen Selbstverwaltungstätigkeit ist den Versichertenvertretern die umfangreiche Aufgabenwahrnehmung kaum möglich.

Die Rechtsgrundlage für die inhaltliche Mitgestaltung bildet das Sozialgesetzbuch VII (seit 1996, vorher die Reichsversicherungsordnung) – hier insbesondere die Paragrafen*:

§ 1 SGB VII Prävention, Rehabilitation, Entschädigung
§ 9 SGB VII Berufskrankheit
§ 14 SGB VII Grundsatz (Prävention)
§ 17 SGB VII Überwachung und Beratung
§ 18 SGB VII Aufsichtspersonen
§ 26 SGB VII Grundsatz (Rehabilitation)
§ 56 SGB VII Voraussetzungen und Höhe des Rentenanspruchs

* *siehe Gesetzestextauszug in der Anlage dieses Buches*

Bei neugewählten Mitgliedern der Selbstverwaltung liegen in der Regel die Kenntnisse über die o. g. Paragrafen des Sozialgesetzbuches nicht vor. Allein schon deswegen ergibt sich die Forderung nach einer ausreichenden »Grundausbildung« für an der Selbstverwaltungsarbeit interessierte Kolleginnen und Kollegen.

Welche Hürden müssen Betroffene auf dem Weg zur Anerkennung ihrer Berufskrankheit nehmen?

Die Inanspruchnahme von Leistungen nach dem Unfallversicherungsrecht setzt voraus, dass die verfahrensrechtlichen Hürden des Gesetzgebers überwunden werden. Der Gesetzgeber fordert von den Betroffenen, die Leistungen für eine erlittene Berufskrankheit begehren, dass

a. sie nachweislich während der schädigenden Einwirkungsdauer auch bei der gesetzlichen Unfallversicherung versichert gewesen sind (also eine Erwerbstätigkeit ausgeübt haben, die in der Regel durch ein Arbeitsvertrag begründet wurde),
b. die Tätigkeit - bei der die Schadenseinwirkung erfolgte - auch versichert gewesen ist,
c. die schädigende Einwirkung - die vermutlich zu dem beklagten Krankheitsbild geführt hat - tatsächlich während der versicherten Tätigkeit erfolgte, die beklagte Krankheit (der Schaden) auch im Sinne der Berufskrankheitenliste als Berufskrankheit beschrieben ist.

Diese »Hürden« müssen überwunden worden sein, damit der Verdacht zur Anerkennung einer Berufskrankheit bestätigt werden kann, und demzufolge auch Leistungen nach dem geltenden Unfallversicherungsrecht gewährt werden müssen.

Die Verwaltung des zuständigen Unfallversicherungsträgers wird bei Eingang einer Verdachtsanzeige zur Anerkennung einer Berufskrankheit nichts anderes tun, als ganz mechanisch jeden »Hürdensprung« (Punkt a bis c) zu prüfen. Scheitert auch nur ein Hürdensprung, wird die Verwaltung des Unfallversicherungsträgers die Anerkennung verweigern. Abweichungen davon werden im Verwaltungssystem der gesetzlichen Unfallversicherung kaum möglich sein. Spätestens in der nächsten Hierarchiestufe der Verwaltung würde eine »großzügige« Auslegung der gesetzlichen Verfahrensvorgaben korrigiert. Somit kann sich die Verwaltung der gesetzlichen Unfallversicherung immer auf die Vorgaben des Gesetzgebers berufen, wenn sie denn in den Fokus öffentlicher Kritik wegen unbotmäßiger Härte bei der Bearbeitung von BK-Verdachtsanzeigen geraten sollte. Solange das aber so ist, muss bei der Vorbereitung einer BK-Verdachtsanzeige sorgfältig darauf geachtet werden, dass die Fakten und Wahrscheinlichkeiten in jedem der einzelnen Beweispunkte für die Sachverhaltsschilderung des betroffenen Verdachtsanzeigenausstellers sprechen.

Wie sind die Rollen zwischen Verwaltung und Selbstverwaltung im BK-Verfahren verteilt?

Rentenausschüsse werden von Unfallversicherungsträgern durch Satzungsbestimmungen gebildet. Fehlen diese Satzungsbestimmungen, beschränkt sich das Verfahren zu Unfall- und BK-Verdachtsanzeigen auf die Verwaltung des Unfallversicherungsträgers, was die paritätische Beteiligung der Selbstverwaltung somit ausschließt.

Bestimmt die Satzung, dass Rentenausschüsse gebildet werden, sind diese paritätisch - je gleiche Anzahl an Ausschussmitgliedern von den Arbeitgebern und den Versicherten - zu besetzen. Renten- und Widerspruchsausschüsse werden durch die Selbstverwaltungsorgane gebildet und deren Mitglieder vom Vorstand (Rentenausschussmitglieder) beziehungsweise der Vertreterversammlung (Widerspruchsausschussmitglieder) gewählt.

Die Verwaltung trägt den Renten- oder Widerspruchsausschüssen den jeweiligen Vorgang vor, erläutert ihre Empfehlung für die (Renten-)Bescheide und die Selbstverwaltungsmitglieder entscheiden dann, ob sie der Verwaltungsempfehlung folgen, weitere Informationen zur Verfügung gestellt haben wollen oder die Entscheidung vertagen. Die Selbstverwaltungsmitglieder sind dabei frei und unabhängig; sie müssen nicht zwangsläufig die Auffassung der Verwaltung teilen, sie können auch einen Beschluss fassen, der von der Verwaltungsempfehlung abweicht.

Es gehört zum Kerngeschäft der Verwaltungsangestellten im Reha-Bereich der gesetzlichen Unfallversicherung, Unfall- und BK-Verdachtsanzeigen zu prüfen und Maßnahmen nach dem Sozialgesetzbuch zu veranlassen. Sofern der Gesetzgeber Ermessensspielräume bei dem

Verwaltungsakt ermöglicht hat, bestehen für die Verwaltungsangestellten Gestaltungsmöglichkeiten. Ob und wie die Gestaltungsräume genutzt werden, hängt von dem einzelnen Sachbearbeiter, den hierarchischen Vorgesetzten sowie auch von den Selbstverwaltungsmitgliedern in den Organen und Ausschüssen ab.

Die Mitglieder in den Renten- und Widerspruchsausschüssen sind eher betriebliche Praktiker, als dass sie die Kultur der berufsgenossenschaftlichen Verwaltung beherrschen. Sprache und Abläufe im Verwaltungsgeschehen sind den betrieblichen Praktikern eher fremd. Die Steuerungshoheit über die Versicherungsvorgänge liegt aber bei den Verwaltungsangestellten des Unfallversicherungsträgers. Sie haben sich wochen- oder gar monatelang mit den Versicherungsvorgängen befasst, ehe die Mitglieder der Selbstverwaltung in den Renten- und Widerspruchsausschüssen darüber entscheiden müssen.

Somit besteht für Mitglieder der Selbstverwaltung das Problem, sich im Zeitrahmen einer Ausschusssitzung mit einer Vielzahl unterschiedlicher Versicherungsvorgänge befassen und rechtskräftige Entscheidungen treffen zu müssen. Es hängt also von der Anzahl und Komplexität der Versicherungsvorgänge ab, ob die von der Verwaltung vorbereiteten Beschlussempfehlungen innerhalb des geplanten Zeitrahmens entschieden werden können.

Es gibt Unfallversicherungsträger, die sich bei der Zahl der Versicherungsvorgänge pro Sitzung beschränken. Es gibt aber auch Unfallversicherungsträger, die ihren ehrenamtlich tätigen Selbstverwaltungsmitgliedern bis zu 60 Entscheidungen pro Sitzung abverlangen. Es hängt auch von der Selbstverwaltung ab, die Menge der Entscheidungen je Sitzung zu begrenzen. Es sollte der Grundsatz gelten: Sorgfalt vor Eile.

Zu fordern ist, dass die ehrenamtlich tätigen Selbstverwaltungsmitglieder Vorbereitungszeit für Renten- und Widerspruchsausschusssitzungen eingeräumt bekommen. Es ist durchaus vertretbar, dass die Selbstverwaltungsmitglieder in einem angemessenen Zeitmaß vor der eigentlichen Ausschusssitzung geeignete Unterlagen zur persönlichen Vorbereitung erhalten. Dies eröffnet die Gelegenheit, sich in den jeweiligen Versicherungsvorgang einzulesen, Notizen zu machen und der Verwaltung rechtzeitig vor der Ausschusssitzung Fragen zu übersenden oder Hinweise zur detaillierten Akteneinsicht zu geben.

Der Verwaltung wäre dadurch die Gelegenheit eröffnet, sich gezielt auf den Informationsbedarf der Selbstverwaltungsmitglieder vorzubereiten und auch Vertreter des Präventionsbereichs für die Sitzung hinzuzuziehen. Damit würde die vom Gesetzgeber gewollte Wechselbeziehung zwischen Rehabilitation und Prävention lebendig. Es würde nicht mehr ausschließlich die Frage der Leistungsgewährung und Leistungsbemessung behandelt, sondern auch die Ursache-Wirkungs-Beziehung zwischen betrieblichen Präventionsbedingungen und gesundheitlichem Leid.

Gute Prävention ist der beste Schutz vor einer Berufskrankheit

Der Gesetzgeber hat den Unfallversicherungsträgern auferlegt, dass sie mit allen geeigneten Mitteln Arbeitsunfälle, Berufskrankheiten sowie arbeitsbedingte Gesundheitsgefahren zu verhüten haben. Es handelt sich dabei um ein gesetzliches Gestaltungsprinzip für die Bereiche Rehabilitation und Prävention beim Unfallversicherungsträger. Dies setzt das Erfassen ihrer gegenseitigen Wechselbeziehungen (Rehabilitation und Prävention) voraus. Der Rückkopplungseffekt zwischen Prävention und Rehabilitation ist Voraussetzung für ein erfolgreiches Wirken in beiden Bereichen.

Somit stellt sich bei jeder Unfall- und BK-Verdachtsanzeige auch immer die Frage nach der Wirksamkeit der Präventionsaktivitäten der Unfallversicherungsträger. Dazu kann jedes Rentenausschussmitglied bei den Sitzungen von der Verwaltung die Darlegung der Präventionsaktivitäten – Aufsicht und Beratung – in dem konkreten Mitgliedsbetrieb einfordern und im Bedarfsfall Anregungen sowie Kritik platzieren. Denn gerade das Gestaltungsprinzip für die Prävention durch die Unfallversicherungsträger wird vom Gesetzgeber noch einmal besonders hervorgehoben. Eben darin liegt der Auftrag und die Ermächtigung an die Unfallversicherungsträger begründet, umfassende Präventionsmaßnahmen zu ergreifen und die dafür erforderlichen organisatorischen und personellen Grundlagen zu schaffen und zu erhalten.

Obgleich die Unfallversicherungsträger und deren Spitzenverband keine Gelegenheit auslassen, in der Öffentlichkeit auf ihre angeblich erfolgreiche Prävention zu verweisen, so verdient diese Selbstdarstellung doch kritische Aufmerksamkeit. Dies aus mehreren Gründen:

1. Die Anzahl der Aufsichtspersonen aus dem Bereich der Unfallversicherungsträger sinkt seit Jahren.
2. Die Menge der zu beaufsichtigenden Mitgliedsbetriebe im Bereich der gewerblichen Wirtschaft kann deswegen von den zur Verfügung stehenden Aufsichtspersonen nicht mehr angemessen beaufsichtigt werden. Geschweige denn, dass die Aufsichtspersonen in den Mitgliedsbetrieben Verbesserungsprozesse im Arbeits- und Gesundheitsschutz veranlassen und begleiten können. Denn dafür ist längere Präsenz vor Ort erforderlich.
3. Das technikzentrierte Qualifikationsspektrum vieler Aufsichtspersonen reicht nicht mehr aus, um dem Auftragsumfang des Gesetzgebers nachzukommen, zum Beispiel:
   - arbeitsbedingte Gesundheitsgefahren zu erkennen und den Mitgliedsbetrieben dazu geeignete Präventionsmaßnahmen anzuraten;
   - BK-Verdachtsanzeigen aufzugreifen, Recherchen für die Vergangenheit durchzuführen, Fakten für die betriebliche Belastungssituation zusammenzutragen und daraus die richtigen Schlüsse für Verbesserungen im betrieblichen Präventionswirken zu ziehen;
   - die Eignung der betrieblichen Organisation für Sicherheit und Gesundheit bei der Arbeit

zu überprüfen und ggf. konzeptionelle Empfehlungen für eine geeignete Organisation für nachhaltigen Arbeits- und Gesundheitsschutz zu entwickeln.

4. Geschäftsführungsvorsitzende sowie Präventionsleitungen der Unfallversicherungsträger betonen bei allen Gelegenheiten, dass sie vorrangig partnerschaftliche Berater für die Mitgliedsbetriebe sein wollen. Sie vergessen dabei, dass sie Aufsicht und hoheitliche Anordnungs- sowie Durchsetzungskompetenz haben. Bedenklich ist, dass dieser Tenor von einigen Selbstverwaltungsmitgliedern auch noch geteilt wird.
5. Der Gesetzgeber verlangt nicht, dass sich die Unfallversicherungsträger nach der Feststellung von betrieblichen Arbeitsschutzdefiziten Zurückhaltung auferlegen und auf ihre Anordnungsbefugnisse sowie Durchsetzungsinstrumente verzichten.
6. Wenn überhaupt erfolgt eher zufällig bei vielen Unfallversicherungsträgern eine systematische Erfassung von betrieblichen Präventionsmängeln oder gar den erfolgten Verstößen gegen geltende Schutzbestimmungen.
7. Zwischen den Rehabilitations- und den Präventionsbereichen bei den Unfallversicherungsträgern besteht noch erheblicher Optimierungsbedarf in der Zusammenarbeit sowie beim Informationsaustausch. Wechselbeziehungen zwischen den beiden Bereichen müssen systemisch angelegt sein, damit Defizite der betrieblichen Prävention aus den Versicherungsvorgängen herausgefiltert, in geeigneter Form gespeichert und im Präventionsbereich des Unfallversicherungsträgers aufgegriffen werden. Dadurch würde insbesondere in den Mitgliedsbetrieben – wo die mögliche Verursachung von Versicherungsfällen liegt – unmittelbar mit angemessenen Maßnahmen interveniert werden können.

Dominanz der medizinischen Begutachtung im BK-Verfahren und die »Ohnmacht« der Selbstverwaltungsmitglieder

Die meisten Versicherungsvorgänge werden unter Hinzuziehung von medizinischen Gutachtern entschieden. Denn die Frage nach dem kausalen Zusammenhang zwischen »schädigender Einwirkung« und dem angezeigten Gesundheitsschaden – beziehungsweise dem BK-Verdacht – ist eine medizinische Frage. Ohne Kenntnisse über die Wirkungszusammenhänge von schädigender Einwirkung und körperlichen Folgen, über körperliche Konstitution, mögliche Vorschädigungen usw. wird man den verlangten kausalen Zusammenhang zwar vermuten, aber nicht begründen können.

Hierbei stoßen Verwaltungsangestellte und Mitglieder der Selbstverwaltung an ihre Erkenntnisgrenzen. Wenn auch für jedes Berufskrankheitsbild Erklärungen und Beschreibungen zur Verfügung stehen, so heißt das noch lange nicht, dass »Nicht-Mediziner« daraus Entscheidungshilfen ableiten und auf die Einbindung von medizinischem Sachverstand verzichten können.

Diese elementare »Unwissenheit« auf der Verwaltungs- und Selbstverwaltungsebene führt dazu, dass den Medizinern im Berufskrankheitenverfahren eine entscheidende Rolle bei dieser »Beweishürde« zukommt und gleichzeitig bei den »Nicht-Medizinern« ein Gefühl der Ohnmacht – des Ausgeliefertseins – aufkommt. Sofern dann Selbstverwaltungsmitglieder auch noch die Erfahrung machen, dass im Fall mehrerer Gutachten zu einem Sachverhalt einander widersprechende Empfehlungen ausgesprochen werden, ist die Verunsicherung groß und es kommen Zweifel an der sachlichen Widerspruchsfreiheit medizinischer Gutachten auf.

Zu bedenken ist aber, dass die beauftragten Gutachter »nur« Empfehlungen zur Entscheidungsfindung im Verwaltungsverfahren bei der gesetzlichen Unfallversicherung aussprechen. Sowohl beim Gericht als auch in den

Renten- und Widerspruchsausschüssen der Unfallversicherungsträger haben diejenigen, die die Entscheidungsmacht eingeräumt bekommen haben, immer auch die Freiheit, der Gutachterempfehlung zu folgen oder nicht! Beim Gericht liegt die Entscheidungsmacht beim Richter, in den Renten- und Widerspruchsausschüssen der gesetzlichen Unfallversicherung bei der Selbstverwaltung, also den Vertretern der Arbeitgeber sowie der Arbeitnehmer.

Oft ist es im Zweifelsfall einer Begutachtung so, dass die Selbstverwaltungsmitglieder ein weiteres Gutachten verlangen und die Verwaltung dann in Abstimmung mit dem/der Versicherten die neue Beauftragung veranlasst. Liegt das Ergebnis vor, müssen die Selbstverwaltungsmitglieder entscheiden.

Die Selbstverwaltungsmitglieder müssen keine Sanktionen befürchten, wenn sie der Gutachterempfehlung nicht folgen und einen Beschluss fassen, der von der Verwaltungsempfehlung abweicht. Die Verwaltung hat die Beschlüsse der Selbstverwaltungsmitglieder auszuführen! Auch ein möglicher Hinweis der Verwaltung auf »Folgen« für die Selbstverwaltungsmitglieder liefe ins Leere.

Die Verwaltung bedient sich häufig sogenannter Beratungsärzte, um die Widerspruchsfreiheit von Gutachten prüfen zu lassen. Sollte die Verwaltung aufgrund der Prüfung eines Beratungsarztes die erneute Beauftragung zur externen Begutachtung veranlassen, kann es zu erheblichen Konflikten kommen. Insbesondere dann, wenn die Verwaltung den/die Versicherten in dieses Verfahren nicht mit einbezieht oder wenn sie der Selbstverwaltung die wie auch immer begründete »Doppelbegutachtung« vorenthält.

Noch größere Konflikte zwischen Verwaltung und Selbstverwaltung treten bei der Begutachtung dann auf, wenn sich die Verwaltung des Beratungsarztes bedient und dessen Empfehlung einer medizinischen Begutachtung gleichsetzt. Das darf überhaupt nicht passieren, da dann insbesondere der Vorwurf der »Parteilichkeit« begründet werden kann.

Das gegenwärtige Beweislastverfahren ist inakzeptabel

Vollkommen inakzeptabel ist das gegenwärtige Beweislastverfahren bei BK-Verdachtsanzeigen. Dies vor allem im Zusammenhang mit den Mängeln im betrieblichen Arbeits- und Gesundheitsschutz, die in der Vergangenheit entweder von den zuständigen Aufsichtsdiensten nicht registriert oder nicht geahndet wurden. Wenn dann zudem keine Aufzeichnungen über die gesundheitsriskanten Arbeitsbedingungen in der Vergangenheit vom Aufsichtsdienst eingeholt werden können und diese Beweislücke dem Versicherten zur Last gelegt wird, ist das schon zynisch.

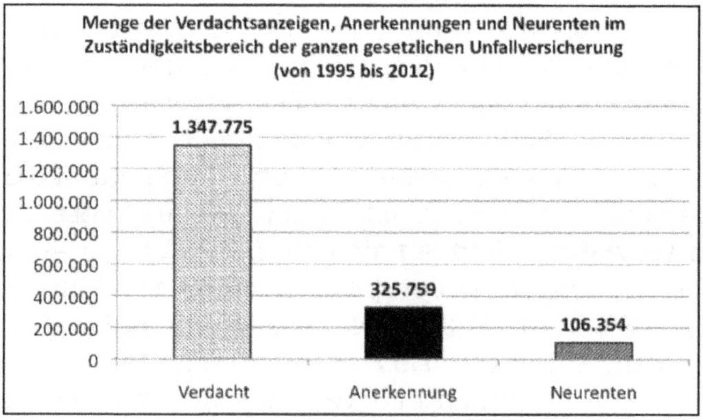

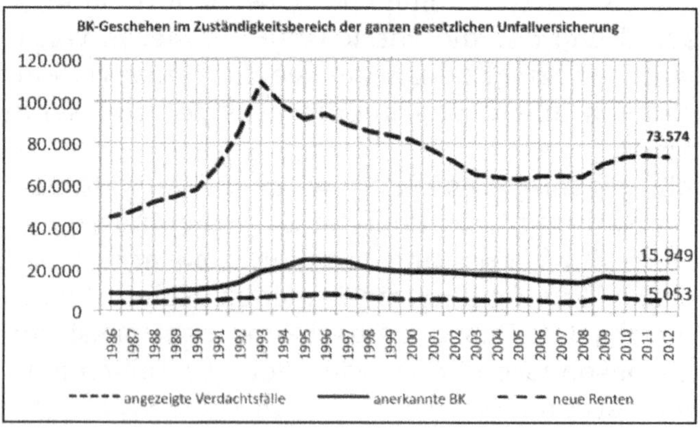

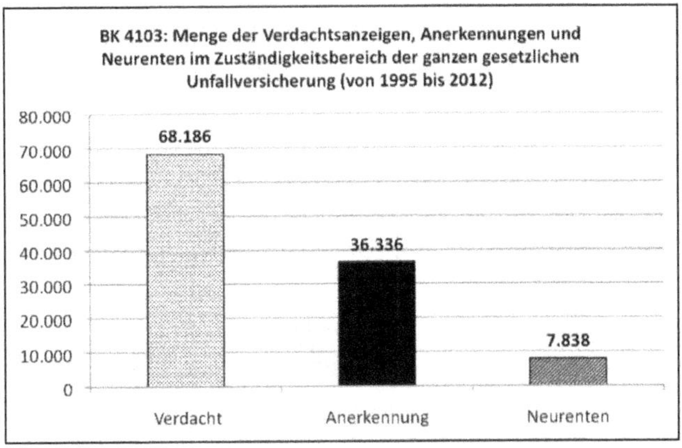

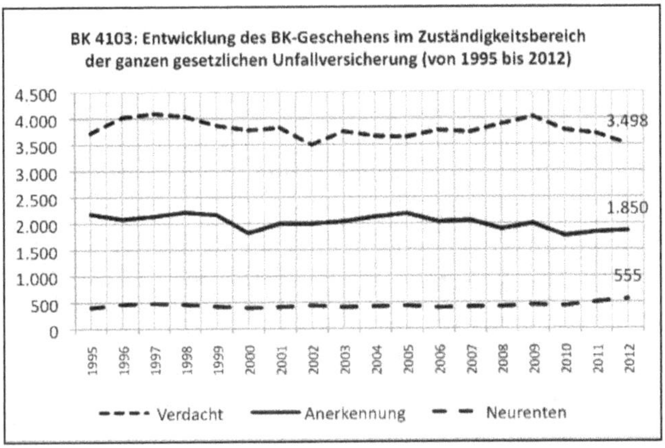

Auch die medizinische Begutachtung im BK-Verfahren verdient Kritik. Denn Zweifel an der Beweisführung zwischen schädigender Einwirkung und dem beklagten Gesundheitsschaden sind insbesondere dann zu begründen, wenn mehrere Gutachten eingeholt werden müssen und die Empfehlungen einander widersprechen. Die Unfallversicherungsträger haben sich in der Vergangenheit im BK-Verfahren in der Tat nicht mit Ruhm bekleckert.

Die Selbstverwaltung hat zu wenig die offene Auseinandersetzung mit der Verwaltung betrieben. Man muss als Selbstverwaltungsmitglied nicht schweigen, wenn einem die Vorgehensweise der Verwaltung nicht passt. Auch darf man im Renten- und Widerspruchsausschuss durchaus

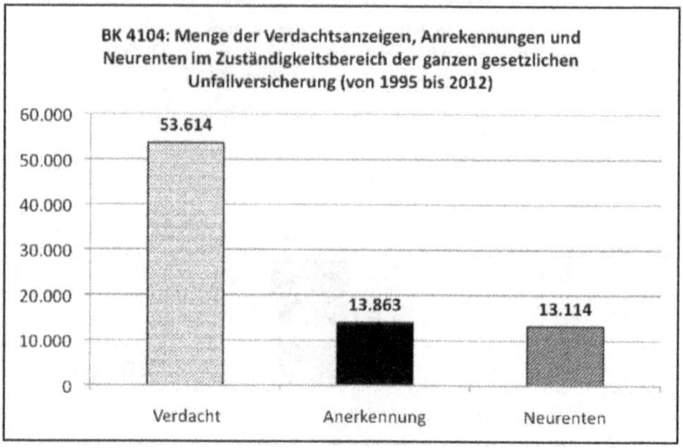

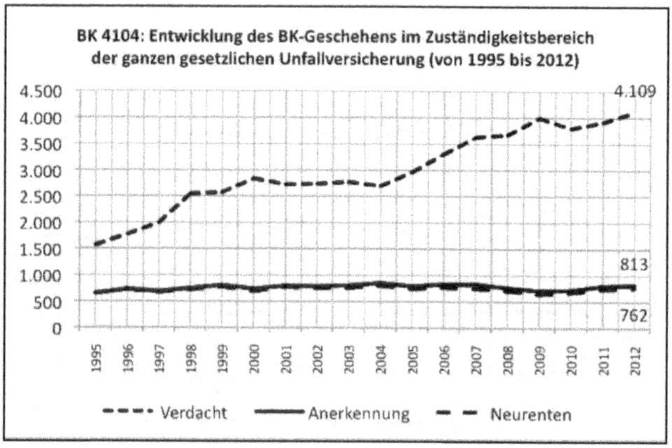

von der Unterschriftsverweigerung unter einem Bescheid Gebrauch machen, wenn man eine andere Auffassung vertritt als die Verwaltung und die Arbeitgebervertreter.

Schaden entsteht dadurch nicht. Eher kann dadurch für die Versicherten sichtbar werden, dass zu ihrem Vorgang keine Widerspruchsfreiheit zwischen den Entscheidungsträgern bestanden hat.

Bei Inanspruchnahme der Gerichtsbarkeit durch die Versicherten würde das höchstwahrscheinlich von den Richtern gewichtet. Ob zum Vorteil oder zum Nachteil der klagenden Versicherten, kann natürlich nicht vorhergesagt werden, für die Richter ist dies jedoch ein wichtiger Hinweis.

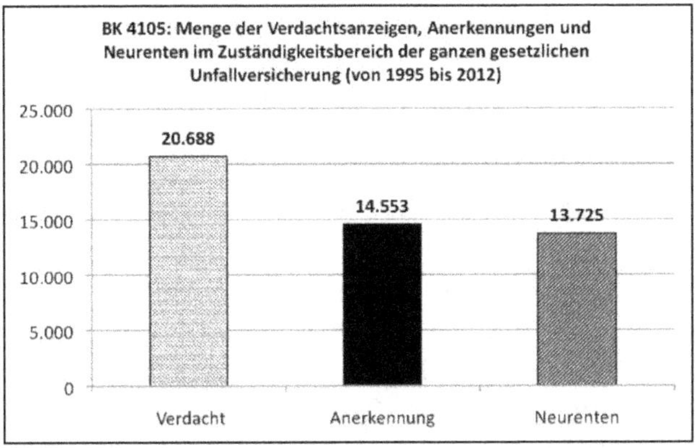

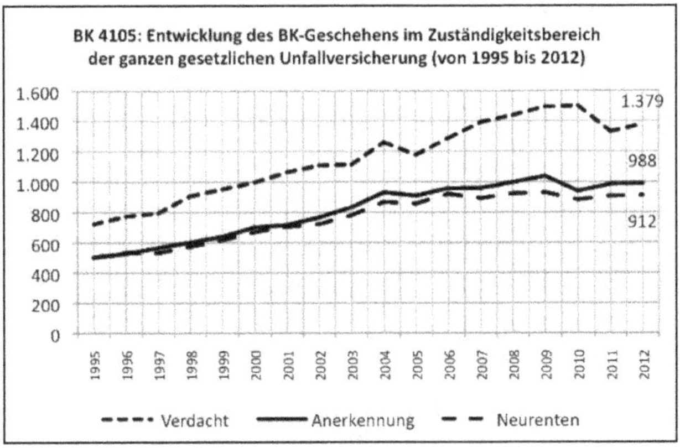

Konsequente Arbeitnehmervertretungspolitik für Sicherheit und Gesundheit im Betrieb ist nötig und möglich

Erwähnt werden muss aber auch, dass in der Vergangenheit die betriebsverfassungsrechtlichen Instrumente zur Durchsetzung der in den einschlägigen Gesetzen enthaltenen Sicherheits- und Gesundheitsschutzziele auch von Arbeitnehmervertretungen nicht immer konsequent in Anspruch genommen wurden. In der Frage der Arbeitszeit zum Beispiel wäre gerade bei gefahrstoffexponierten Arbeitsplätzen ein restriktives Mehrarbeitsverbot sicherlich angebracht gewesen, statt dem »Zuverdienst-Bedürfnis« der Kolleginnen und Kollegen nachzugeben.

Grundsätzlich ist als Arbeitnehmervertretung im Fall vorliegender Sicherheits- und Gesundheitsschutzdefizite eine konsequente Konfliktstrategie gegenüber unwilligen Arbeitgebern anzuraten. Dabei ist auch stets in Erwägung zu ziehen, die staatlichen Aufsichtsdienste und die Aufsichtsdienste der zuständigen Unfallversicherungsträger einzubinden. Würde das in Abstimmung mit der Selbstverwaltung der Unfallversicherungsträger geschehen, wird sich der Aufsichtsdienst sein Vorgehen in dem Mitgliedsbetrieb gut überlegen. Das Wissen um die Beziehung zwischen Selbstverwaltung und Arbeitnehmervertretung kann zu erhöhter Aufmerksamkeit des Aufsichtsdienstes beitragen.

Prävention – beaufsichtigen und beraten – muss ernstgemeinte Zukunftsaufgabe werden

Zu den Kernaufgaben der Prävention der Unfallversicherungsträger zählt auch, die Mitgliedsbetriebe zu beaufsichtigen und zu beraten. Im Bedarfsfall soll der Aufsichtsdienst der Unfallversicherungsträger auch Anordnungen treffen, um vermeidbare Sicherheits- und Gesundheitsrisiken in Mitgliedsbetrieben abstellen zu lassen. Hierbei wirken die Aufsichtsdienste der Unfallversicherungsträger mit den staatlichen Arbeitsschutzbehörden der Länder zusammen.

Leider ist die Feststellung zu treffen, dass die Personalressourcen der Aufsichtsdienste bei den Unfallversicherungsträgern und auch bei den staatlichen Arbeitsschutzbehörden seit Jahren ständig reduziert werden.

Zur Personalsituation im Aufsichtsdienst bei den Unfallversicherungsträgern ist anzumerken, dass die Selbstverwaltung vom Gesetzgeber eine wichtige Gestaltungsmacht zugestanden bekommen hat. Wenn also die Arbeitnehmervertreter in der Selbstverwaltung wollen, dass die Mitgliedsbetriebe gefährdungsbezogen intensiver beaufsichtigt werden, liegt es an ihr, von der Geschäftsführung die für die Entscheidungsfindung relevanten Kenndaten zu verlangen und Maßnahmen zu fordern.

Auch wenn die paritätisch besetzte Selbstverwaltung - hier der Vorstand - kein Mehrheitsvotum zur Planstellenaufstockung im Aufsichtsdienst zustande bringen sollte, so ist zumindest von den Versichertenvertretern im Vorstand zu erwarten, dass in der Öffentlichkeit sichtbar gemacht wird, wer sich jeglicher Vernunft bei der Ressourcenbemessung im Aufsichtsdienst verweigert.

Dann muss eben politisch Druck erzeugt werden. Dies wird nicht schwerfallen, wenn man denn in der Lage ist, auf Defizite in der Betriebsbetreuung hinzuweisen.

Dass Defizite in der Betriebsbetreuung bestehen, kann jedes Jahr in den amtlichen Veröffentlichungen des BMAS, aber auch in den Geschäftsberichten der Unfallversicherungsträger sowie des Spitzenverbandes (DGUV) nachgelesen werden. Man braucht nur die Anzahl der im Außendienst der Unfallversicherungsträger tätigen Aufsichtspersonen zur Anzahl der Mitgliedsbetriebe ins Verhältnis zu setzen und wird erkennen, was für Unterschiede zwischen den Unfallversicherungsträgern bestehen.

Bezieht man dann noch die Unfall- und BK-Verdachtsanzeigenhäufigkeit mit ein, kommt derjenige, der will, zu erhellenden Erkenntnissen. Sich darum zu kümmern, ist dringend als Selbstverwaltungsaufgabe zu sehen.

Entschädigung von Asbestkranken in Europa

Isabella Banduch, Rolf Gehring und Stefano Piri

Europäische Forderungen

Wie viele Menschen jährlich an den Folgen einer Asbestexposition weltweit sterben, ist schwer einzuschätzen. Auf einer Veranstaltung im Europäischen Parlament (EP) am 30. Juni 2012 ging der damalige Direktor der »Europäischen Agentur für die Sicherheit und den Gesundheitsschutz am Arbeitsplatz« in Bilbao, Jukka Takala, von etwa 113.000 registrierten Opfern aus und sprach von einer Dunkelziffer von weiteren ca. 50.000 Toten. Wie der Begriff sagt, sind solche Schätzungen schwierig, man bewegt sich im Dunkeln. Gleichwohl wissen wir heute viel über die verschiedenen Faktoren, die zur Verschleierung

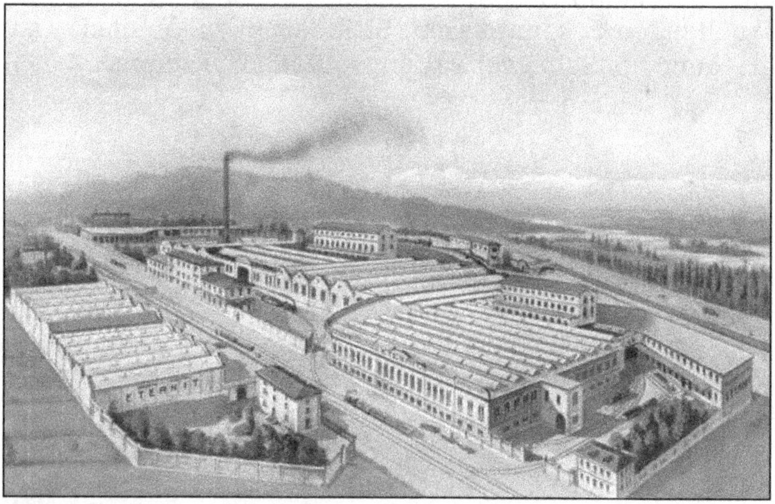

Zeichnung der Eternit-Manufaktur im italienischen Casale Monferrato in den 1920er-Jahren. Quelle: Archiv der AFeVA, Eternit-Opfergruppe Casale Monferrato, mit freundlicher Genehmigung von IBAS, Laurie Kazan-Allen

des Leids führen. Entschleierung ist die Voraussetzung für Kritik und Abhilfe. Sie muss das Wissen um die Faktoren der Verschleierung verfügbar machen. Entschleierung heißt dann, Erfahrungen zur Verfügung stellen und Praktiken der Entschleierung entwickeln. Dies gilt auch für andere Fragen der Anerkennung und Entschädigung von Asbestopfern.

Das genannte Seminar im EP war Ausgangspunkt eines Initiativberichtes des EP mit seiner Verabschiedung[1, 2] am 14. März 2013. Darin werden eine ganze Reihe von Forderungen an die Europäische Kommission und an die Mitgliedsstaaten gestellt, unter anderem zu Fragen der Diagnose von Asbestkrankheiten, ihrer Anerkennung und einer besseren Unterstützung der Opfer. Ihre Umsetzung würde tatschlich zur Entschleierung führen. Unter anderem geht es um diese Forderungen: Er ...

35. *fordert die Kommission mit Nachdruck auf, die Empfehlung 2003/670/EG* [siehe auch Fußnote 3 – die Autoren] *zu ändern und den neuesten Erkenntnissen der medizinischen Forschung anzupassen und Kehlkopfkrebs und Eierstockkrebs als asbestbedingte Krankheiten in die Empfehlung aufzunehmen;*
38. *fordert die Mitgliedstaaten auf, dafür zu sorgen, dass alle Fälle von Asbestose, Mesotheliomen und damit zusammenhängenden Erkrankungen im Rahmen einer systematischen Datenerfassung über durch Asbest hervorgerufene berufsbedingte und nicht berufsbedingte Erkrankungen registriert werden, Pleuraplaques als asbestbedingte Krankheit einzustufen und amtlich zu registrieren und mit Hilfe eigener Beobachtungsstellen ein zuverlässiges Mapping zum Vorkommen von Asbest bereitzustellen; ...*
41. *fordert, dass die Anerkennungsverfahren vereinfacht und erleichtert werden;*
43. *fordert die EU auf, dafür zu sorgen, dass alle asbestbedingten Krankheiten, einschließlich Pleuralplaques, als Berufskrankheit anerkannt werden;*

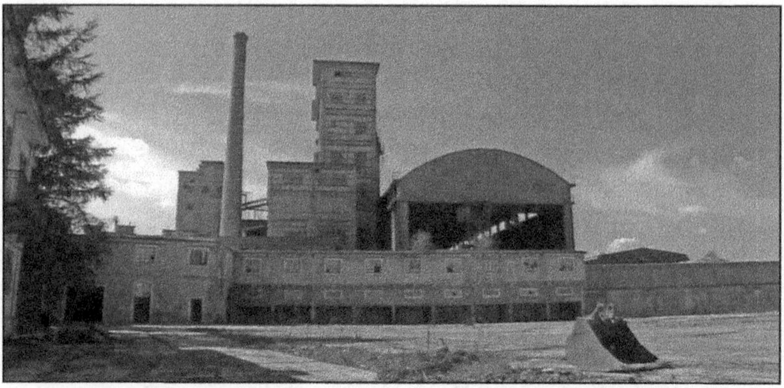

Stillgelegte Eternit-Fabrik in Casale Monferrato. Foto: Niccolò Bruno, aus: Eternit and the Great Asbestos Trial, mit freundlicher Genehmigung von IBAS, Laurie Kazan-Allen

44. stellt fest, dass Asbestopfer aufgrund der äußerst langen Latenzperioden häufig nicht in der Lage sind, den ursächlichen Zusammenhang mit ihrer beruflichen Asbest-Exposition nachzuweisen;
45. fordert die Mitgliedstaaten auf, die Beweislast nicht den Asbestopfern aufzuerlegen, sondern weitergehende Rechte zur Geltendmachung von Entschädigungsleistungen zu begründen, wie es in der Empfehlung 2003/670/EG(20) der Kommission vorgeschlagen wird;
46. fordert die EU auf, den Mitgliedstaaten entsprechende Verfahren zu empfehlen, um zu gewährleisten, dass alle Fälle asbestbedingter Berufskrankheiten erkannt, der zuständigen Behörde gemeldet und von Fachleuten untersucht werden;
48. fordert die Kommission auf, bewährte Praktiken zu nationalen Vorgaben und Praktiken für die nationalen Verfahren zur Anerkennung von asbestbedingten Krankheiten zu verbreiten;
49. fordert die Kommission auf, den Austausch bewährter Praktiken hinsichtlich der Schulung von medizinischem Personal im Bereich der Diagnose asbestbedingter Krankheiten zu unterstützen;

Es kommt jetzt darauf an, die Forderungen des Berichtes auf europäischer Ebene, aber auch auf nationaler Ebene einzuklagen und Vorschläge für ihre praktische Umsetzung zu präsentieren. Beispielsweise müsste die nicht ganz eindeutige Formulierung aus Punkt 45, »die Beweislast nicht den Asbestopfern aufzuerlegen«, in klarere Anforderungen übersetzt und den jeweiligen nationalen Entscheidungsträgern präsentiert werden; natürlich auch der Europäischen Kommission.

Ein weiterer Bezugspunkt auf der Europäischen Ebene ist eine Liste der Berufskrankheiten, die die Europäische Kommission erstmals 1990 herausgegeben hat und die 2003 revidiert wurde.[3] Darin werden fünf wesentliche asbestbedingte Erkrankungen als Berufskrankheiten aufgelistet. Das sind:

- Asbestose,
- durch Einatmen von Asbeststäuben verursachtes Mesotheliom,
- Komplikation der Asbestose durch Bronchialkarzinom,
- durch Asbest ausgelöste fibrosierende Erkrankungen der Pleura mit Einschränkung der Atemfunktion,
- durch Einatmen von Asbeststäuben verursachtes Bronchialkarzinom.

Tatsächlich sind die gelisteten Krankheiten mehr oder weniger in fast allen Mitgliedsstaaten, die eine Liste der Berufskrankheiten haben, umgesetzt worden. Die EU-Definitionen der Krankheiten sind nicht eindeutig und führen oft zur Verwirrung in Mitgliedstaaten. Eine Harmonisierung der Struktur, des Wortlauts und des Inhalts der Listen ist zu empfehlen. Island, die Niederlande und Schweden haben keine Liste der Berufskrankheiten.

Zusätzlich hat die Kommission immer wieder an der Frage der Diagnose und der Diagnosekriterien gearbeitet.

Zuletzt wurde im Januar 2009 ein Leitfaden zur Diagnose von Berufskrankheiten veröffentlicht.[4] Damit werden Bezugspunkte für die Opfer in ganz Europa gesetzt, und in gewisser Weise auch Mindeststandards bei der Diagnose (auch wenn diese in verschiedenen Aspekten nach wie vor kritikwürdig sind). Heute wird der europäische Leitfaden von Lettland, Malta, den Niederlanden, Ungarn und Zypern benutzt. Andere Länder haben eigene Tools entwickelt oder arbeiten daran.

Die Empfehlung der Kommission von 2003 enthält gleichfalls Hinweise für ein funktionales Entschädigungsverfahren. Diese Verfahren sind in der ganzen EU teilweise sehr unterschiedlich und eine entsprechende Entschädigungsrate beträgt etwa 20 Prozent. Eine Harmonisierung dieser Verfahren ist ebenfalls zu empfehlen.

Es zeigt sich also, dass auf der Europäischen Ebene Debatten stattfinden und auch an einem Rechtsrahmen gearbeitet wird, der durchaus als Bezugspunkt für alle dienen kann, die auch in der Bundesrepublik an einer besseren Diagnose, vereinfachten Anerkennungsverfahren und einer besseren Entschädigung der Betroffenen arbeiten. Es sind aber letztlich wohl vor allem die Erfahrungen, die Ansätze und der praktische Umgang, also die wirkliche Umsetzung der abstrakten Rechtsvorschriften, die in der bundesdeutschen Debatte positiv aufgenommen werden können. Daher wollen wir kurz einige Erfahrungen und rechtliche Voraussetzungen aus anderen europäischen Ländern vorstellen:

Finnland

Berufskrankheiten sind in Finnland im Gesetz über berufsbedingte Erkrankungen geregelt. Arbeitgeber müssen einem Unfallversicherungsträger angehören. Bei einer im Rentenalter auftretenden Berufserkrankung tritt die Versicherung des letzten Arbeitgebers in die Haftung ein. Die Liste der Berufskrankheiten ist nicht abschließend, grundsätzlich kann jede Erkrankung als arbeitsbedingt diagnostiziert werden.

Wie in den meisten Ländern, ist die Anerkennung der arbeitsbedingten Kausalität Voraussetzung für die Entschädigung. Allerdings ist die Wahrscheinlichkeit in Finnland sehr hoch, dass diese Kausalität anerkannt wird. Die Anerkennungsrate ist entsprechend hoch.

Bezüglich Asbest hat Finnland früh, seit 1990, begonnen, sogenannte »Screening-Programme« durchzuführen, mit dem Ziel, möglichst lückenlos alle Beschäftigen zu erfassen, die während ihrer Arbeit Asbest ausgesetzt waren, um sie dann einer regelmäßigen Untersuchung zuzuführen. Daher ist die Erfassung von Asbesterkrankungen in Finnland wohl mit am umfassendsten in Euro-pa.

Das Besondere ist in Finnland, dass bei Asbestose oder bei einem Mesotheliom automatisch eine Kausalität vorausgesetzt wird und der Entschädigungsfall eintritt. Nur wenn das Gegenteil bewiesen werden kann, entfällt die Entschädigung aus der beruflichen Unfallversicherung.

Die Bestandteile der möglichen Entschädigung sind vielfältig und umfassen unter anderem alle medizinischen Behandlungen, Entschädigung für entfallenen Lohn, Entschädigungen für mögliche andere entgangene Einkünfte, nötige Hilfen im Haushalt, Pensionen, Pensionen für die Hinterbliebenen usw.

Frankreich

Die französische Rechtsordnung bietet zu Gunsten der Asbestgeschädigten mehrere Möglichkeiten einer Entschädigung. Zu Anspruchstellern gehören: erkrankte Personen (mit und ohne einer beruflichen Exposition) und deren Hinterbliebenen sowie Exponierte, aber noch nicht Erkrankte.

In Frankreich wurde bereits Anfang des 20. Jahrhunderts über einen Zusammenhang zwischen Asbest und einigen Berufskrankheiten debattiert. Schon 1945 wurde Asbestose offiziell als Berufskrankheit anerkannt. Heute sind mehrere asbestbedingte Krankheiten in der Liste der Berufskrankheiten aufgeführt, die durch das französische Sozialversicherungssystem entschädigt werden können.

Diese Liste bestimmt die Anerkennungskriterien wie Diagnose der Krankheit, Länge und Art der beruflichen Exposition gegenüber Asbestfasern usw. Die Auszahlung kann als einmalige Pauschalzahlung oder als regelmäßige Rente an den Erkrankten bzw. deren Hinterbliebenen erfolgen.

Des Weiteren gibt es zwei Möglichkeiten, um einen weiteren Schadenersatz für die verursachten körperlichen und seelischen Schmerzen sowie den Verlust oder die Verminderung der Erwerbsfähigkeit zu erhalten. Die erste stellt ein Schadenersatzverfahren bei dem Fonds für die Entschädigung von Asbestopfern (FIVA) dar. Dieses Verfahren ohne Schuldspruch soll für eine schnelle und automatische Entschädigung aller Asbest-Erkrankten sorgen. Die Kompensation der Arbeitnehmer erfolgt mittels Pauschalzahlungen. Bereits erfolgte Zahlungen durch Sozialversicherungen oder Arbeitgeber werden hierbei berücksichtigt. Laut einem FIVA-Bericht[5] waren im Jahr 2009 70 Prozent der Anträge von Arbeitnehmern und 44 Prozent der Anträge sonstiger Antragsteller erfolgreich. Beruht die Berufskrankheit eines Arbeitsnehmers auf grober Fahrlässigkeit des Arbeitgebers, ist ein Schadenersatzanspruch an das Sozialversicherungsgericht (TASS) zu richten. TASS ist für alle Arbeitsunfälle und Berufskrankheiten zuständig. Die Entschädigung kann als eine Rentenerhöhung oder als eine Pauschalzahlung erfolgen.

Nach französischem Recht können Asbestgeschädigte im Rahmen eines strafrechtlichen Verfahrens wegen fahrlässiger Tötung bzw. Körperverletzung klagen. Auch Arbeitnehmer, die Asbest ausgesetzt waren, jedoch noch nicht an einer Asbestkrankheit leiden, klagen zunehmend auf Schadenersatz. Dieses Vorgehen wird mit der allgegenwärtigen Angst, eines Tages zu erkranken, begründet und es wird ihm teils stattgegeben. Darüber hinaus haben Asbestopfer unter Umständen auch einen Anspruch gegenüber dem französischen Staat. Als Begründung werden hier die nicht ausreichenden Präventionsmaßnahmen der französischen Arbeitsschutzbehörden und eine mangelhafte Risikobewertung im Zusammenhang mit Asbest genannt.

Italien

In Italien wurde Asbestose im Jahre 1943 als arbeitsbedingte Erkrankung anerkannt. Ein Mesotheliom wurde auch seit 1943 anerkannt, allerdings nur in Zusammenhang mit Asbestose. Seit 1994 wird das Mesotheliom als eine eigenständige Berufserkrankung anerkannt. Gleichzeitig mit dem Verbot von Asbest im Jahre 1992 wurde ein System zur Finanzierung der Frühverrentung von Beschäftigten eingeführt, die mit Asbest gearbeitet hatten.

Beinahe alle italienischen Regionen haben heute Institute zur medizinischen Überwachung und Diagnose von asbestbedingten Krankheiten. Jedoch geht man davon aus, dass nicht alle Institute in der Lage sind, die regionalen Fälle umfassend aufzudecken.

Im Jahre 2002 etablierte ISPESEL (Nationales Institut zur Prävention und Sicherheit am Arbeitsplatz), heute INAIL, das Mesotheliomregister ReNaM, um die Anzahl der asbestbedingten Krankheiten in Italien zu erfassen und zu überwachen, von denen zu diesem Zeitpunkt viele nicht anerkannt waren. 2012 wies der Bericht des ReNaM 15.845 Mesotheliom-Fälle für den Zeitraum 1993–2008 aus, von denen 69,3 Prozent arbeitsbedingt waren. In Italien gibt es keine speziellen Entschädigungsfonds für umweltbedingte Asbesterkrankungen.

Ein Meilenstein in der Geschichte der italienischen Rechtsprechung zu Asbest war der Spruch des Turiner Gerichts am 3. Juni 2013 hinsichtlich des Falls von Casale Monferrato bezüglich der Produktionsstätten des Unternehmens Eternit, das von 1907 bis 1986 in der italienischen Stadt aktiv war. Die Zahl der Opfer unter den Arbeitern und den Anwohnern in der Region wird auf Tausende geschätzt. Bis 2009 summierte sich die Zahl der Verstorbenen, deren Erkrankung offiziell als durch Eternit verursacht anerkannt wurde, auf 2.200, davon

700 Erkrankte ohne jegliche Hoffnung auf Genesung. Die Gesamtbevölkerung der Stadt beträgt 37.000.

Ein Strafprozess gegen die früheren kriminellen Handlungen von Eternit wurde von einer Reihe von Opfern angestrengt. Im Verlauf des Prozesses stieg die Zahl der Kläger auf nahezu 3.000, einschließlich Betroffener aus anderen Fabrikationsstätten wie Cavagnolo (Turin), Rubiera (Reggio Emilia) und Bagnoli (Neapel). Am Ende des Prozesses erhöhte das Gericht im Widerspruchsverfahren die ursprünglich auf 16 Jahre festgesetzte Gefängnisstrafe für den Besitzer des Unternehmens, Stephan Schmidheiny, auf 18 Jahre. Baron Jean Louis De Cartier, früherer Manager des Unternehmens und ebenfalls zu 16 Jahren Gefängnis verurteilt, starb mit 91 Jahren, einige Tage vor dem Spruch im Berufungsverfahren.

Eternit wurde ebenfalls verurteilt, ca. 90 Millionen Euro Schadenersatz und Kompensationsleistungen an die Opfer und an die betroffenen Kommunen zu zahlen. Davon gehen 60 Millionen Euro an lokale Institutionen, Vereinigungen sowie Gewerkschaften und 30 Millionen Euro direkt an die Opfer und ihre Angehörigen (932 Menschen mit dem Anspruch auf je 30.000 Euro). Einige ähnliche Prozesse sind in anderen italienischen Kommunen angestrengt worden.

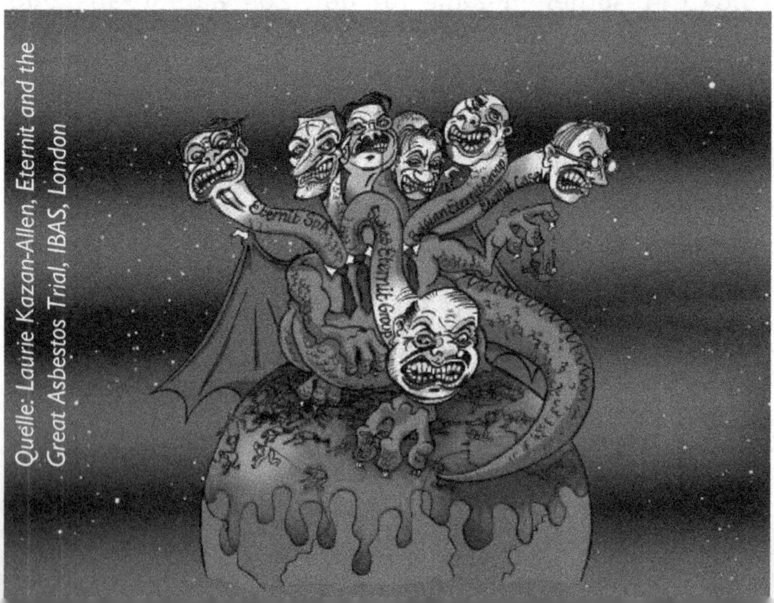

Quelle: Laurie Kazan-Allen, Eternit and the Great Asbestos Trial, IBAS, London

Kroatien

Bereits seit 1984 existierte in Kroatien eine freiwillige Liste der Berufskrankheiten, 1990 folgte die offizielle. Für die Anerkennung einer Berufskrankheit selbst muss der Zusammenhang zwischen Krankheit und Beruf hinreichend nachgewiesen werden. Des Weiteren werden nur Krankheiten entschädigt, die auf der Berufskrankheitenliste stehen (»geschlossenes System«). Anders als in den meisten europäischen Ländern hat Kroatien ein spezifisches Entschädigungssystem für berufliche Asbestexponierte. Das bedeutet, die berufsbedingten Asbestkrankheiten werden separat von sonstigen Berufskrankheiten geregelt. Das kroatische Gesetz von 2007 über Entschädigung von Arbeitnehmern mit beruflich zusammenhängenden Asbesterkrankungen (OG 90/2007) schreibt Kriterien für finanzielle Ansprüche vor, die anhand der verminderten Erwerbsfähigkeit durch entsprechende Behörden errechnet werden. Ein gerichtliches Verfahren hinsichtlich einer Entschädigung ist ebenfalls möglich. Im Todesfalle können Familienmitglieder eine finanzielle Entschädigung vom ehemaligen Arbeitgeber oder dem Staat auf einem gerichtlichen Weg verlangen.

Dänemark

Früher noch als in Finnland wurde in Dänemark begonnen, die Beschäftigten, die Asbest in ihrer Arbeit ausgesetzt waren, zu erfassen. Bereits in den 1980ern haben Gewerkschaften in Kooperation mit dem Dänischen Krebsinstitut angefangen, Landkarten der Exposition zu erstellen. Erwartungsgemäß - von heute aus betrachtet - wurden signifikant höhere Erkrankungszahlen in Regionen festgestellt, in denen Werften, Asbest verarbeitende Betriebe oder Glashütten arbeiteten.

Diese Kooperationen in den frühen 1980ern waren sicher auch ein Grund dafür, dass heute in Dänemark Allgemeinmediziner und Krankenhäuser einen starken Fokus auf berufsbedingte Erkrankungen legen und legen müssen. Krankenhausärzte müssen nämlich Berichte über berufsbedingte Erkrankungen oder bei Verdachtsmomenten für eine Berufskrankheit erstellen.

Spanien

Die Erfahrungen in Spanien zeigen ein ähnliches Bild wie in manch anderem europäischen Land: Fortschritt entstand aus der Bewegung von Opfern und Beschäftigten/Gewerkschaften. Die Gewerkschaft »Confederatión Sindical de Comisiones Obreras (CCOO)« hat in Kooperation mit Opferverbänden und den staatlichen Arbeitsaufsichtsbehörden ein ganzes Programm von Maßnahmen umgesetzt:

- Gesundheitsüberwachung für Beschäftigte, die Asbest ausgesetzt sein könnten
- Einrichtung eines nationalen Mesotheliomregisters sowie ein Programm für die psychologische und soziale Betreuung von Asbestopfern
- Epidemiologische Studien in Regionen mit einer besonders hohen Exposition
- Durchsetzung eines Rechtsanspruchs von Asbesterkrankten auf »Frührente«
- Einrichtung eines Nationalen Entschädigungsfonds
- Einführung eines landesweit gültigen Protokolls, das eine verpflichtende Überprüfung von Gebäuden und anderen Infrastruktureinrichtungen vorsieht, um verstecktes Asbest zu ermitteln

Rumänien

In Rumänien ist das Anerkennungsverfahren von Berufskrankheiten streng geregelt. Als erstes muss ein Verdacht auf eine mögliche Berufserkrankung von einem Betriebs- oder Hausarzt angezeigt werden. Innerhalb von sieben Tagen nach dem Anzeigeeingang muss ein Arbeitsmediziner vom Gesundheitsamt den Erkrankten untersuchen. Die Untersuchung erfolgt in der Anwesenheit des Arbeitgebers oder seines Vertreters. Im nächsten Schritt wird die Berufserkrankung dem Gesundheitsamt offiziell mitgeteilt. Ein Monat lang hat das Gesundheitsamt Zeit für eine Benachrichtigung des Nationalen Zentrums für das Monitoring von Umweltrisiken.

Gemäß dem rumänischen Gesetz Nr. 346/2002 über Versicherung von Arbeitsunfällen und Berufskrankheiten hat der Erkrankte das Recht auf Entschädigung bei einer Schwerbehinderung von 20–50 Prozent. Sie liegt bei zwölf nationalen durchschnittlichen Brutto-Gehältern. Im Todesfalle können Familienmitglieder eine Rückvergütung in Höhe von vier durchschnittlichen Brutto-Gehältern erlangen.

---

[1] *Ein Initiativbericht ist die wesentliche Möglichkeit des Europäischen Parlaments, gegenüber der Kommission und dem Rat die Initiative zu ergreifen. Normalerweise reagiert das Parlament auf die Initiativen der Kommission, die diese im Rahmen der Ratspolitik ergreift. Die Kommission muss die Vorschläge des Parlaments nicht umsetzen, sie muss aber schon reagieren. Und es kommt immer auch darauf an, inwieweit im politischen Feld diese Initiative des Parlaments aufgegriffen wird. Als gutes Beispiel mag hier eine Kleine Anfrage der Grünen-Bundestagsfraktion an die Bundesregierung dienen, in der sich mehrfach auf den Initiativbericht des EP bezogen wird.*

[2] *Bericht über asbestbedingte Gefährdungen der Gesundheit am Arbeitsplatz und Aussichten auf Beseitigung von sämtlichem noch vorhandenen Asbest (2012/2065(INI)), http://www.europarl.europa.eu/sides/getDoc.do?type=REPORT&reference=A7-2013-0025&language=DE*

[3] *Empfehlung der Kommission vom 19. September 2003 über die Europäische Liste der Berufskrankheiten (2003/670/EG). Eine Empfehlung ist ein europäisches Rechtsinstrument, das von den Mitgliedsstaaten nicht zwingend in nationales Recht umgesetzt werden muss. Aber die Mitgliedsstaaten sind aufgefordert und müssen über die Umsetzung oder Nichtumsetzung berichten.*

[4] *Information notices on occupational diseases: a guide to diagnosis. European Commission, January 2009. Erhältlich nur in Englisch.*

[5] *10e Rapport d´ activite au Parlement et au Gouvernement – 2010, erhältlich in Französisch, www.fiva.fr/documents/rapport-fiva-2010.pdf*

Asbest noch heute in Gebäuden und Umwelt – eine tödliche Gefahr!

Silvia Schön

Obwohl Herstellung, Nutzung und Vertrieb von Asbest seit 1993 in Deutschland und in allen EU-Ländern seit 2005 allgemein verboten ist, befindet sich noch immer Asbest in vielen Gebäuden und in der Umwelt und kann Menschen gefährden. Gut möglich, dass neben den zahlreichen asbestbedingten Berufserkrankungen uns zukünftig auch die Erkrankungen der Menschen aus asbestbelasteten maroden Häusern oder unsachgemäßen Sanierungen kontaminierter Gebäude erst noch bevorstehen. Denn wer von den Millionen von Menschen, die kleinere oder auch größere Reparaturen, Renovierungen oder auch Umbauten ihrer Wohnungen vornehmen, kennt schon die asbesthaltigen Produkte, die im Wohnungsbau zur Anwendung kamen?

Gefahr in den eigenen vier Wänden

Hauptsächlich in den Jahren zwischen 1960 und 1980, aber auch noch bis 1993, wurden in beiden Teilen Deutschlands asbesthaltige Baustoffe bei der Errichtung von Gebäuden eingesetzt. Da sie meist in langlebigen Produkten verwendet wurden, sind sie noch heute anzutreffen. In welchem Umfang, weiß niemand. Vielen Menschen sind asbesthaltige Fassadenverkleidungen, Dacheindeckungen, Balkonbrüstungen oder Blumenkästen bekannt. Weitaus schwerer oder rein optisch gar nicht zu erkennen sind asbesthaltige Putze, Verkleidungen von Abwasser- und Heizungsrohren, Leichtbauplatten (Dach- und Wandplatten), Brandschutzplatten (aus schwachgebundenem Asbest), bestimmte PVC- und Linoleumbeläge sowie Vinylbodenplatten (auch in Kombination mit asbesthaltigen Bitumen- oder Teerklebern!), Farben, Spachtelmassen, Fliesenmörtel oder Kleber. Besonders schwer sind asbesthaltige Trägerpappen von Vinylbodenbelägen zu identifizieren. Sie sehen asbestfreien PVC-Böden mit Jutefilz-Unterseite zum Verwechseln ähnlich. Bei unsachgemäßem Umgang können sie, da es sich um schwachgebundenes Asbest handelt, zu einer nachhaltigen Kontamination einer Wohnung mit Asbestfasern führen.

Wie sehr Menschen in ihren eigenen vier Wänden belastet sein können, durften Mieterinnen und Mieter im Jahr 2013 in Berlin erfahren. Dort geht man davon aus, dass in 48.000 Wohnungen der landeseigenen Berliner Wohnungsbaugesellschaften noch asbesthaltige Vinyl-Asbest-Patten verlegt sind. Teilweise sind die Fußböden defekt und Asbest kann freigesetzt werden. Für den gesamten Wohngebäudebestand in Berlin rechnet der Berliner Mieterverein mit derartigen Asbestbelastungen in 70.000 Wohnungen. Wie groß die tatsächliche Gefahr in Wohngebäuden in Deutschland ist, ist völlig unbekannt. Öffentlich zugängliche Zahlen liegen darüber nicht vor. Die größte Gefahr für die Bevölkerung dürfte mittlerweile von unbedarften Sanierungen - zum Beispiel von asbesthaltigen Bodenbelägen - oder beim Bearbeiten von nicht erkanntem asbesthaltigen Material - zum Beispiel Bohren oder Fräsen in asbesthaltige Wandputze, Mörtel etc. - ausgehen.

Die von mir initiierte parlamentarische Große Anfrage *»Asbest in Gebäuden und Umwelt - auch heute noch eine tödliche Gefahr!«* vom 25. April 2014 an den Bremer Senat ergab, dass man keinerlei Erkenntnisse über Asbestbelastungen im öffentlichen oder privaten Wohngebäudebestand im Bundesland Bremen hat. Aber ohne Kenntnisse ist kein Schutz möglich!

Arbeitsschutz bei Abbruch-, Sanierungs- und Installationsarbeiten

Für Abbruch-, Sanierungs- und Installationsarbeiten (ASI-Arbeiten) sowie für die Entsorgung von Asbest gibt es klare rechtliche Regelungen. Ein unsachgemäßer Umgang kann eine Straftat sein.

Vor einer Sanierung muss eine Gefährdungsanalyse nach § 15 Gefahrstoffverordnung (GefStoffVO) erstellt werden. Die Technische Regel Gefahrstoffe (TRGS) 519 »Asbest: Abbruch-, Sanierungs- und Installationsarbeiten« (ASI-Arbeiten) ist zu beachten. Außerdem sind Arbeitsplatzmessungen zur Ermittlung der Faserkonzentration vorzunehmen (§ 7 Abs. 10 GefStoffVO). Des Weiteren dürfen Sanierungsarbeiten nur durchgeführt werden, wenn mindestens eine weisungsbefugte Person mit Sachkundenachweis auf der Baustelle ist. Geplante ASI-Arbeiten sind der Gewerbeaufsicht anzuzeigen. ASI-Arbeiten an schwachgebundenen Asbestprodukten dürfen nur Firmen vornehmen, die eine entsprechende Sachkundeausbildung haben und über die entsprechenden Schutzausrüstungen verfügen. Bauherren, egal ob Privatpersonen oder Unternehmen, haben darauf zu achten, dass sie Asbestarbeiten nur an Firmen vergeben, die diese Vorschriften einhalten. Nach Abschluss der Arbeiten sollten sogenannte Freimessungen durch ein von der durchführenden Firma unabhängiges sowie akkreditiertes Institut die fachgerechte Durchführung belegen und nachweisen, dass die Räume nicht mit Asbestfasern belastet sind.

Aufklärung notwendig – Heimwerken: »Nein, danke!«

Heimwerkerinnen und Heimwerkern ist für ihren persönlichen Schutz und den Schutz ihrer Familien dringend anzuraten, Asbestarbeiten von Fachfirmen durchführen zu lassen. Dazu brauchen Sie entsprechende Informationen, um Asbest zu erkennen. Deshalb muss der Staat umfassende Kenntnisse haben und sich zur Aufgabe machen, Wohnungseigentümer/-innen und Mieter/-innen aufzuklären, damit diese die Asbestproblematik im Bedarfsfall erkennen und sich schützen können.

Weiterhin sollten Asbestkataster für möglichst sämtliche Mietwohnungen aufgebaut werden, zumindest aber für die im Eigentum von Kommunen oder privaten Wohnungsbaugesellschaften befindlichen. Leider sind nicht einmal Asbestkataster für öffentliche Gebäude wie zum Beispiel Schulen die Regel. Bremen ist hier mit seinem – allerdings aufgrund neuer Erkenntnisse zu ergänzenden – Asbestkataster für den öffentlichen Gebäudebestand positiv zu erwähnen.

Mit Aufklärungskampagnen muss die notwendige Aufmerksamkeit erzeugt werden. So könnten beispielsweise Städte und Gemeinden zusammen mit Handwerksbetrieben und Baumärkten Heimwerkerinnen und Heimwerker über mögliche Asbestrisiken beim Umbauen, Sanieren und Heimwerken informieren.

Ordnungsgemäße Entsorgung sicherstellen

Unternehmen, die Asbestabfälle erzeugen, befördern oder entsorgen, werden von der Kommune auf der Rechtsgrundlage des Kreislaufwirtschaftsgesetzes und der LAGA Mitteilung 23 »Vollzugshilfe zur Entsorgung asbesthaltiger Abfälle« überwacht. In den Abfallentsorgungsanlagen werden monatliche Stoffstromkontrollen durchgeführt, um eine ordnungsgemäße Entsorgung sicherzustellen. Asbesthaltige Abfälle müssen auf Deponien in speziellen Bereichen gelagert werden. Dennoch kommt es immer wieder zu illegaler Entsorgung in der Umwelt und zu nicht korrekter Ablagerung auf Deponien. Auch Privatpersonen müssen eine ordnungsgemäße Entsorgung sicherstellen.

Gefahr durch Produkte

Eine andere Gefahr vergangener Jahre sind asbesthaltige Produkte. Das Problem mit asbesthaltigen Nachtspeicherheizungen ist überwiegend bekannt. Kommunen haben in vergangenen Jahren Austausch- und Entsorgungsprogramme unterstützt. Die Gefahren durch kleine Haushaltsgeräte wie zum Beispiel Toaster, Haartrockner oder Bügeleisen sind dagegen leider weniger bekannt. Sollten Zweifel bei Altgeräten bestehen, ist es sicher besser, sie von Fachleuten prüfen zu lassen oder sich davon zu trennen und sie fachgerecht zu entsorgen.

Illegale Importe

Immer wieder kommt es vor, dass auch heutzutage noch asbesthaltige Produkte illegal importiert werden. In den vergangenen Jahren wurde Asbest in Thermoskannen, Bügeleisen, Toastern, Katalyt-Öfen oder Bremsbelägen gefunden.

In Russland, China, Brasilien, Kasachstan und Indien werden heutzutage immer noch erhebliche Mengen Asbest abgebaut. Es besteht daher die Gefahr, dass aus diesen, aber auch aus anderen Ländern, in denen es kein Asbestverbot gibt, nach wie vor asbesthaltige Produkte nach Deutschland gelangen können. Eine gute Überwachung durch den Zoll ist daher notwendig.

Ziel muss ein weltweites Asbestabbau- und Asbestverwendungsverbot sein.

Denn Asbest tötet - überall!

2. Teil: Berichte der Betroffenen

Asbest – der ideale Baustoff des 20. Jahrhunderts?

Hildegard Best: Für meinen Mann bedeutete Asbest den frühzeitigen Tod

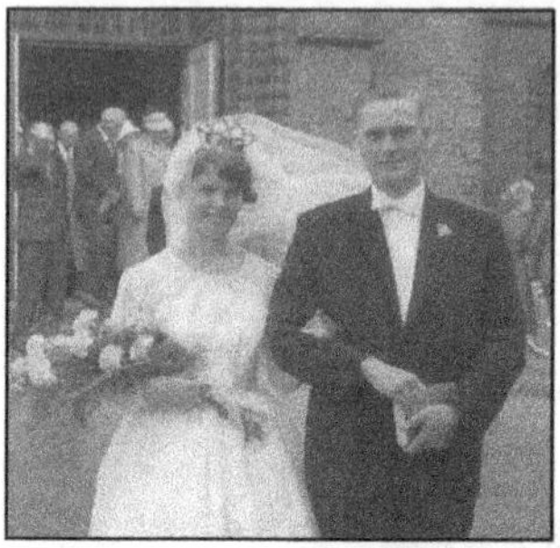

Ich bin Hildegard Best, geb. Wülfken, gebürtige Hamburgerin, 1939 im Stadtteil Wilhelmsburg geboren. Meine Familie gehörte im 19. Jahrhundert zu den bekanntesten und renommiertesten Familien im Stadtteil.

Von 1955 bis 1958 wurde ich bei der Firma Niklisch in Wilhelmsburg zur Kauffrau ausgebildet. 1958 lernte ich den 26-jährigen Ostfriesen Heinz Best kennen, den ich 1960 heiratete. Unsere Kinder Frank und Karin wurden 1964 und 1967 geboren. 1965 erwarben wir in Norderstedt ein Reihenhaus, in dem ich noch heute wohne.

Mein Mann Heinz ging 1995 im 63. Lebensjahr in Rente. Er war ein leidenschaftlicher Tennisspieler und ging wöchentlich mehrmals in einen Tennisclub in Norderstedt. Eines Tages im März 2000 kam er von einem Tennisspiel nach Hause und klagte über Atembeschwerden und Unwohlsein. Am nächsten Tag ging er sofort zu dem Lungenfacharzt Dr. Schönewolf in Norderstedt. Im Röntgenbild erkannte dieser, dass die rechte Lunge etwa bis zur Hälfte mit Wasser gefüllt war (Pleuraerguss).

Die Wochen im Krankenhaus

Am 27. März 2000 kam Heinz ins Harburger Krankenhaus, wo nach einer Pleurapunktion ein malignes Pleura-Mesotheliom festgestellt wurde. Leider wurde der Einstichkanal nicht bestrahlt, so dass später der Tumor durch den Kanal nach außen wachsen konnte.

Die BK-Meldung an die Berufsgenossenschaft wurde sofort vom Krankenhaus durchgeführt.

Am 30. März wurde mit einer Pleuradrainage ein Liter Pleurainhalt abgesaugt. Am 4. April wurde die Drainage wieder entfernt. Eine Bronchoskopie blieb ohne neue Erkenntnis. Am 31. März wurde eine Pleurodese durchgeführt und vier Gramm Talkum in seine Lunge geblasen. Das Rippenfell sollte hierdurch mit der Lunge wieder verklebt werden. Anschließend bekam Heinz bis zu 39,8 Grad Fieber, das nicht zurückging. Eine antibiotische Therapie blieb ohne Erfolg. Trotz anhaltender Temperatur entschlossen sich die Ärzte am 14. April zur Operation. Bei der OP wurde ein rechtsseitiger großer maligner Lungenteil entfernt, wodurch eine weitgehende Ausdehnung der Lunge erreicht werden konnte.

Heinz blieb noch bis zum 5. Mai im Harburger Krankenhaus. Danach wurde er zur Erholung nach Hause entlassen. Gegen seine Schmerzen erhielt Heinz ausreichende Schmerzmittel, die später langsam abgebaut wurden.

Die Arbeitszustände machten krank

Am 24. Mai 2000 besuchte uns ein Mitarbeiter der »Groß- und Außenhandels-Berufsgenossenschaft« zu Hause. Um die näheren Umstände seiner Asbest-Exposition mit meinem Mann zu erörtern, führte er eine Arbeitsanamnese durch. Mein Mann war gar nicht mehr in der Verfassung, auf alle Fragen komplett zu antworten. Mit meiner Hilfe konnten wir alle Fragen so gut wie möglich beantworten.

Die Arbeitsanamnese ergab folgende Asbestexpositionen:

Vom 1. April 1949 bis zum 1. Juli 1955 wurde bei der Firma O. Stephan in Emden neben Mineralöl mit Gummi und Asbestwaren gehandelt. Als Auszubildender zum Kaufmann durchlief er sämtliche Abteilungen. Gehandelt wurde mit asbesthaltigen Packungen, Dichtungen sowie mit Arbeitsschutzkleidung aus Weißasbest wie zum Beispiel asbesthaltige Schutzanzüge und -handschuhe. Diese waren nicht verpackt.

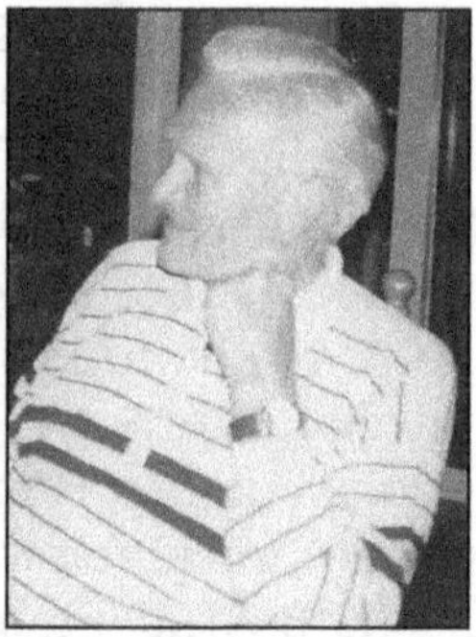

Die Gefährlichkeit von Asbest war ihm zum damaligen Zeitpunkt nicht bekannt.

In der Zeit vom 1. Juli 1955 bis zum 31. Januar 1957 arbeitete er bei der Firma R. Krämer in Hamburg. Dort wurde mit Werft-, Schiffs- und Industriebedarf gehandelt und asbesthaltige Schutzkleidung an die Norddeutsche Affinerie geliefert. Als Schiffsausrüster wurden für die Schiffe unter anderem auch Asbestplatten in einer bestimmten Größe bestellt. Diese mussten in der Firma nicht mittels einer Flex, sondern mit einer Handsäge auf die richtige Größe zugeschnitten werden.

In der Zeit vom 1. Februar 1957 bis zum 31. März 1971, während er bei der Firma H. Jensen und Co. in Hamburg beschäftigt war, hatte Heinz nur noch ganz geringfügig mit asbesthaltigen Dichtungen für die Öffnungen von Heizungsanlagen zu tun.

In der Zeit vom 1. April 1971 bis zum 30. Juni 1995, nunmehr bei der Firma Baufa in Norderstedt, arbeitete Heinz ebenfalls nur noch wenig mit asbesthaltigen Dichtungen und Produkten, überwiegend bei Reparaturen der von ihm verkauften Kesselanlagen und beim Einweisen des Personals auf den Baustellen. Später wurde er Prokurist in dieser Firma und der Kontakt mit asbesthaltigen Produkten entfiel. 1995 ging Heinz in Rente.

Das Fortschreiten der Krankheit

Am 28. Juni 2000 begann die Chemotherapie. Sie dauerte eineinhalb Tage. Im Abstand von vier Wochen folgten fünf weitere Chemotherapien. Die geplante sechste im September konnte aufgrund seines sehr schlechten allgemeinen Gesundheitszustandes nicht mehr durchgeführt werden.

Am 24. Juli 2000 wurde meinem Mann von der Berufsgenossenschaft die BK 4105 mit 100 Prozent Minderung der Erwerbsfähigkeit (MdE) anerkannt.

Sehr starke Schmerzen, Übelkeit, Erbrechen, Schwindel und Verwirrtheitszustände führten dazu, dass Heinz Ende September wieder in das Harburger Krankenhaus eingeliefert wurde. Es wurde ein CMR des Schädels durchgeführt. Es zeigten sich Blutungen im Gehirn, die nach einiger Zeit gestillt werden konnten. Die Doppelbilder, die Heinz sah, gingen auch zurück. Am 12. Oktober wurde er nach Hause entlassen.

Heinz erhielt leihweise von der Berufsgenossenschaft ein richtiges Pflegebett. Da ich ihn im Bett nicht mehr allein drehen und duschen konnte, wurde er von einem Pflegedienst versorgt. Der Pflegedienst kam bis zu dreimal am Tag. Die Kosten hierfür übernahm die Berufsgenossenschaft.

Heinz ging es aber immer schlechter, Metastasen hatten sich im Kopf gebildet und führten zur Erblindung. Sein psychischer Zustand verschlechterte sich ständig. Oft sah ich ihn weinen. Er konnte sich einfach nicht mit seinem Schicksal abfinden. Er litt unter Depressionen.

Oft nahm er mich in seine Arme und sagte mir liebevoll: »Es ist schön, dass es dich gibt. Ohne dich könnte ich dies alles nicht ertragen. Vielen Dank für deine Hilfe. Ich hätte dich immer wieder geheiratet.« Was Schöneres konnte er mir nicht sagen. Vielen Dank, Heinz!

Er konnte sich selbst nicht mehr versorgen und war dadurch vollständig auf meine und die Hilfe des Pflegedienstes angewiesen. Zum Glück brauchte Heinz keine großen körperlichen Schmerzen zu erleiden. Er erhielt immer sehr starke Schmerzmittel, die nach Intensität der Schmerzen variiert werden konnten.

Am 13. November 2000 verstarb mein Mann Heinz im 68. Lebensjahr in unserem Haus.

Mein Mann brauchte nach Aussagen der Berufsgenossenschaft nicht obduziert zu werden, da bereits die Anerkennung der BK 4105 vorlag. Dies ließ ich mir von der Berufsgenossenschaft schriftlich bestätigen.

Der Kampf um meine Witwenrente

Zeit zum Trauern blieb mir nicht, denn jetzt begann der Kampf um meine Witwenrente. Ich musste mich tief in die Sache hineinknien, denn die Berufsgenossenschaft legte mir einige große Steine in den Weg. Um diesen Vorgang zu beschleunigen, beauftragte ich einen Rechtsanwalt, der meine Ansprüche gegenüber der Berufsgenossenschaft durchsetzen sollte.

Den **1. Bescheid** der Witwenrente erhielt ich am 23. Februar 2001. Die Berufsgenossenschaftliche Witwenrente wurde aus einem zu niedrig angesetzten Gehalt meines verstorbenen Ehemannes errechnet. Mein Anwalt reichte daraufhin Widerspruch ein.

Den **2. Bescheid** der Witwenrente erhielt ich am 28. Mai 2001. Hier wurde für meine Witwenrente ein für mich günstigeres Bezugsdatum, nämlich der 31. Dezember 1981, gewählt.

Ende August 2001 trennte ich mich wegen Unvermögen von meinem Rechtsanwalt und entzog ihm sein Mandat. Anschließend entschloss ich mich, den Rentenberater Herrn Gudewitz mit der Durchsetzung meiner Ansprüche gegenüber der Berufsgenossenschaft zu beauftragen. Der Widerspruch wurde nun von meinem neuen Rentenberater eingelegt. Begründung: Mein Mann habe auch bis 1995 immer wieder mit Asbest Kontakt gehabt.

Jetzt wurde ich von der Berufsgenossenschaft aufgefordert, Zeugen für eine Befragung zu benennen. Sie konnten bestätigen, dass Heinz bis 1995 Asbestkontakt hatte. Es wurden auch die Firmen von der Berufsgenossenschaft direkt befragt. Die Antworten waren unterschiedlich, manchmal wurde der Kontakt mit Asbest bestätigt, aber auch manchmal verleugnet.

Den **3. Bescheid** der Witwenrente erhielt ich am 29. Mai 2002. Hier wurde für meine Witwenrente ein für mich günstigeres Bezugsdatum, diesmal der 31. Dezember 1991, gewählt. Widerspruch wurde von meinem Rentenberater Herrn Gudewitz eingelegt. Begründung:

Bei der Berechnung wurden die Anpassungen nicht berücksichtigt.

Den **4. Bescheid** der Witwenrente erhielt ich am 25. Juni 2002. Hier wurde meine Witwenrente durch mehrere Anpassungen nochmals zu meinen Gunsten geändert. Weitere Widersprüche wollte ich nicht mehr einlegen. Das Verfahren zog sich also über eineinhalb Jahre hin.

Zu der Witwenrente von der Berufsgenossenschaft erhalte ich auch eine Witwenrente von der BfA und meine eigene BfA-Altersrente. Wenn beide Witwenrenten nebeneinander gewährt werden, hat der Gesetzgeber vorgesehen, dass es nicht zu einer »Überversorgung« kommt.

Die Berufsgenossenschaftliche Witwenrente erhalte ich ungekürzt und sozialabgabenfrei. Für die gekürzte BfA-Witwenrente und die ungekürzte BfA-Altersrente muss ich Sozialabgaben abführen. Die zunächst zu viel gezahlte Rente musste ich sofort an die BfA zurückzahlen. Bis hierhin war es schon ein mühsamer Weg. Ohne die kompetente Unterstützung durch Herrn Gudewitz hätte ich es wohl nicht geschafft.

Um besser informiert und geschützt zu sein, entschloss ich mich im Winter 2005 zum Beitritt in die Asbestose-Selbsthilfegruppe in Hamburg und Schleswig-Holstein e. V. Hier fand ich kompetente Hilfe, Unterstützung und Freunde. Ich erfuhr hier auch viel über die politischen und wirtschaftlichen Hintergründe der Asbesttragödie.

Der asbestbedingte Tod meines Mannes wäre vermeidbar gewesen. Auch ihm wären noch schöne Jahre eines wohlverdienten Ruhestandes vergönnt gewesen, wäre ihm die Gesundheit - wider besseres Wissen - nicht geraubt worden, wie vielen anderen hart arbeitenden Menschen in diesem Land.

Meine persönliche Anklage:

Ich klage die Berufsgenossenschaft an

Seit 1936 ist die Asbestose anerkannte Berufskrankheit. Es ist den Berufsgenossenschaften also seit 1936 bekannt, dass diese Mineralfasern tödlich sein können. Nach Schätzungen der »Deutschen Gesetzlichen Unfallversicherung« (DGUV) gibt es bundesweit 190.000 Asbesterkrankte und es sterben jährlich etwa 1.500 als offiziell anerkannte Berufskranke an den Spätfolgen ihrer Arbeit mit Asbest. Das sind vier Todesfälle täglich, an 365 Tagen des Jahres, oder 7.300 Asbest-Tote in fünf Jahren. Wir wissen aber um die hohen Dunkelziffern, so dass wir von einer doppelt so hohen, realen Sterbeziffer ausgehen können.

Die Berufsgenossenschaften schicken ihre Kontrolleure auf Baustellen und Betriebe. Sie kommen unangemeldet, schauen nach Schutzhelmen, Sicherheitsschuhen, Gerüsten, Schutzbrillen usw., aber nach meiner Kenntnis hat keiner für Atemschutz bei Asbeststaub gesorgt – auch Absaugvorrichtungen wurden nicht verlangt oder nicht eingesetzt.

Es wurde fast nichts für den Schutz der von Asbest Betroffenen getan. Im Gegenteil. 1950 betrug der Asbestverbrauch in Deutschland noch ca. 40.000 Tonnen, stieg bis 1969 auf ca. 180.000 Tonnen und blieb so bis 1978. Erst 1981 erreichte der Jahresverbrauch wieder die Menge von 40.000 Tonnen. 1993 wurde Asbest in Deutschland offiziell verboten. In der EU erst 2005. Ein weltweites Verbot von Asbest konnte bisher nicht durchgesetzt werden.

Ab ca. 1983 wurde auch die Öffentlichkeit auf die tödlichen Gefahren durch Asbest aufmerksam. In den Betrieben wurden langsam Schutzvorkehrungen eingeführt, zum Beispiel Schutzkleidung ohne Asbest, Schutzmasken nicht nur aus Papier, Absaugvorrichtungen usw. Leider viel zu spät, viele Menschen hatten bis dahin schon genug Asbeststaub eingeatmet.

Oft, manchmal erst nach 40 Jahren, brach diese schlimme Krankheit aus beziehungsweise wurde erkannt. Bei Heinz betrug die Latenzzeit ca. 50 Jahre.

Ich klage die Gewerkschaften an

Meiner Meinung nach haben auch unsere deutschen Gewerkschaften versagt. Sie haben zu wenig für den Schutz der Arbeitnehmer und ihrer Mitglieder getan. Die Gewerkschaften fingen erst etwa im Jahre 1983 an, Betriebsräte für die tödlichen Gefahren durch Asbest zu sensibilisieren, die dieses Wissen dann überall an die Belegschaften der Betriebe weitergaben. Heute noch ist es für die Betroffenen schwer, bei den Gewerkschaften Gehör und Hilfe zu bekommen.

Ich klage die Industrie an

Ich meine, die Asbestindustrie hat aus reiner Profitgier jahrelang die Öffentlichkeit belogen und den Werkstoff Asbest verharmlost. Es ging sogar so weit, dass namhafte Wissenschaftler gekauft worden sein sollen, um den Werkstoff Asbest zu verharmlosen. Siehe hierzu die Verurteilung der beiden Firmenbesitzer der Firma Eternit, Schmidheiny und des belgischen Barons de Cartier de Marchienne nach jahrelangen Prozessen in Italien und der Schweiz. Andere Herstellungs- und Verarbeitungsbetriebe sollen ähnliche Verharmlosungen betrieben haben. Sogar die Politik soll von der Asbestindustrie beeinflusst worden sein.

Ich klage die Politik an

Ich meine, auch unsere Politiker haben versagt. Ihnen gelang nicht, bevor es Tausende Asbesttote gab, diesen angeblich »idealen Baustoff des 20. Jahrhunderts« per Gesetz zu verbieten. Im Gegenteil: Aus vielen Berichten (z.B. Gerd Albracht) ist zu entnehmen, dass sie den Ratschlägen der Lobbyisten, sprich der Asbestindustrie, folgten. Es ist ein Versagen auf ganzer Linie. Die Politiker der deutschen Parlamente und Regierungen sollten doch eigentlich ihre Bürger schützen.

Trotz Verbot werden jährlich immer noch ca. 38 Tonnen Weißasbest (Chrysotil) mit Genehmigung der Bundesregierung nach Deutschland eingeführt. Teilmengen soll auch an die Firma Dow Chemical in Stade beziehen. Das Chrysotil kann dort in den Elektrolyse-Anlagen bis zum Ablauf ihrer Nutzungsdauer verwendet werden.

Siehe hierzu die Antwort der Bundesregierung auf die Kleine Anfrage von Bündnis 90/DIE GRÜNEN »Einfuhr von Asbestfasern und asbesthaltigen Produkten« (Drucksache 17/1668 aus dem Jahre 2010).

Eine weitere Antwort der Bundesregierung auf die Kleine Anfrage von Bündnis 90/DIE GRÜNEN »Lage der Asbesterkrankten in Deutschland« (Drucksache 17/14465 vom 31.07.2013) gibt weitere Einblicke in die Situation der Erkrankten in Deutschland aus Sicht der Bundesregierung.

Mein Fazit

Ich spreche hier von einem zynischen Versagen von Berufsgenossenschaften, Gewerkschaften, Industrie und Politik! Die vielen Toten könnten dieses bestätigen. Die Todesserie ist noch nicht vorbei, der Gipfel der Asbesttoten wird von Wissenschaftlern und Experten erst 2025 erwartet.

Könnte man angesichts von ca. 1.500 offiziell anerkannten berufsbedingten Asbest-Toten im Jahr vielleicht von Mord sprechen und nach Mördern suchen? In Italien wurde die Schuldfrage strafrechtlich positiv beantwortet und sind die Verursacher wegen Fahrlässigkeit zu 18 Jahren Haft verurteilt worden.

Ohne Krebs kein Anspruch auf Entschädigung

Peter Sperber

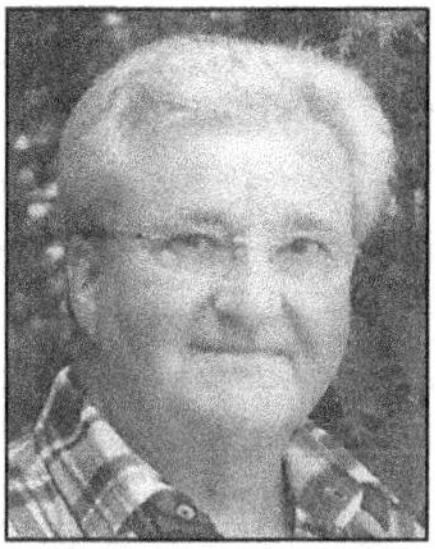

Mein Name ist Peter Sperber und ich bin 62 Jahre alt. Ich absolvierte vom 1. April 1966 bis zum 23. März 1970 bei Orenstein & Koppel in Berlin-Spandau eine Lehre als Maschinenschlosser. Diese Firma stellte Waggons der Deutschen Bundesbahn, U-Bahnen und Bagger im Eigenbau her.

Starke Asbestbelastung am Arbeitsplatz

Mit Asbest kam ich während meiner Arbeit häufig in Berührung, denn die Innenräume der Waggons wurden mit Asbestplatten bzw. mit Spritzasbest zur Dämmung und Isolierung ausgekleidet und dann mit Kunststoffplatten abgedeckt. Da wir als Lehrlinge jede Sparte des Werkes durchlaufen mussten, war am Ende der Frühschicht der jeweilige Arbeitsplatz von uns zu reinigen. Das heißt, dass wir sämtlichen Schmutz, auch die Asbestabfälle mit Staubbelastung, ohne jeglichen Schutz zu entfernen hatten. Zu diesem Zeitpunkt wurden wir weder über die Gefahren aufgeklärt noch hatten wir Schutzkleidung (Schutzanzüge, Atemschutz, Brille oder Handschuhe) zur Verfügung. Über dreieinhalb Jahre war ich diesen Belastungen ausgesetzt.

Auch nach meiner Tätigkeit bei Orenstein & Koppel war ich auf einigen Baustellen bei verschiedenen Firmen im Hoch- und Tiefbau als Anlagenschlosser tätig und Asbest ausgesetzt. Dort schnitt ich unter anderem Eternitplatten mit der Flex.

Vom 21. September 1973 bis zum 13. Dezember 1974 war ich als Lüftungsmonteur bei der Firma SF Luft- und Wärmetechnik auf dem Bau tätig. Dort schnitten, bohrten und verbauten meine Kollegen und ich Lüftungskanäle aus Asbestzement. Zwischen den Blechkanälen wurden Asbestschnüre verbaut, die dazu dienen, dass sich bei einem Brand kein Feuer in den Kanälen ausbreitet und es dann in die anderen Etagen wandert. Diese Schnüre mussten zugeschnitten werden. Um die Lüftungskanäle befestigen zu können, musste vorher von den Stahlträgern der Spritzasbest entfernt werden, damit wir unsere Halterungen anschweißen konnten. Der abgeklopfte Spritzasbest lag überall auf dem Fußboden herum, so dass es manchmal aussah, als ob es geschneit hätte.

Durch das ständige Hin- und Herlaufen wurde immer wieder der Asbeststaub aufgewirbelt, den man zwangsläufig einatmen musste. Auch hier wurden keine Schutzmaßnahmen angeordnet.

Schutzkleidung? Fehlanzeige!

Vom 2. Januar 1979 bis zum 16. April 2011 war ich bei den Stadtwerken der Berliner GASAG als Rohrnetzbauer beschäftigt. Dort war ich im Tiefbau im Drei-Schicht-Dienst für den Entstörungsdienst zuständig. Meine Kollegen und ich hatten es mit Eternitrohren zu tun, die wir mit der Flex zuschnitten. Um Stahlrohre für das Schweißen vorzubereiten, mussten diese mit Asbeststricken verstrickt werden, die vorher gedreht und auf Länge zugeschnitten wurden, und das alles auf der Straße! Das Verstricken musste bei verschiedenen Rohrdurchmessern durchgeführt werden - von 0,50 bis 1.200 Millimetern. Bei einem Durchmesser von 1.200 musste man sich auch unter das Rohr in der Baugrube legen, so dass einem sämtlicher Asbestabfall ins Gesicht wehte und man ihn ohne Schutz (!) zwangsläufig einatmen musste.

Wenn man dann fertig war, kam man aus der Baugrube heraus und klopfte sich gegenseitig den Asbeststaub ab. So stiegen wir dann mit sechs Mann in das Auto ein und fuhren in die Firma. Dort schüttelten wir die immer noch mit Asbestfasern versehene Arbeitskleidung entweder ein weiteres Mal aus oder hängten sie unverändert in den

Umkleideschrank, um sie dann am nächsten Tag wieder anzuziehen.

Nebenan hingen natürlich unsere sauberen Sachen, die dann auch stellenweise etwas Staub abbekamen. Manchmal nahm ich die Arbeitssachen auch zum Waschen mit nach Hause, um sie von meiner Frau waschen zu lassen. Gott sei Dank ist sie noch nicht betroffen.

Die Diagnose: »Nur« eine Asbestose

Meine Krankheit begann im Jahre 2002. In diesem Jahr hatte ich zum ersten Mal leichte Beschwerden durch einen trockenen Husten, der auch nachts blieb. Daraufhin suchte ich - zum ersten Mal in meinem Leben - einen Lungenfacharzt auf. Der erkannte durch eine ganz normale Röntgenaufnahme meine Asbestose (Pleuraplaque). Durch weitere Untersuchungen wurde auch noch ein Asthma bronchiale festgestellt, das, wie sich heute herausgestellt hat, eine Folgeerscheinung der Asbestose ist.

Bis heute hat sich meine Asbestose deutlich verschlechtert. Es haben sich drei kleine Rundherde am äußeren Pleuraplaques-Rand von etwa sechs Millimetern entwickelt, die sich wiederum mit trockenem Reizhusten - auch in der Nacht - bemerkbar machten. Hinzu kommen meine Atemschwierigkeiten, die mir durch Kurzatmigkeit beim Treppensteigen (zwei Stockwerke schaffe ich gerade noch) zu schaffen machen. Bei hoher Luftfeuchtigkeit, Kälte und Nebel fällt es mir sehr schwer, das Haus zu verlassen. Ich bekomme dann immer Atemschwierigkeiten, Brustschmerzen, Brennen in der Lunge und Husten.

Hinzu kamen die Schwierigkeiten bei den öffentlichen Stellen. Bis heute kämpfe ich um eine Rente - das sind mittlerweile schon elf Jahre. Was nützt mir die Anerkennung durch die Berufsgenossenschaft Energie, Textil, Elektro Medienerzeugnisse (BG ETEM), wenn mir die Gutachter (zwei an der Zahl) immer wieder bescheinigen, dass meine Lungenfunktion zu gut sei.

Meine Klage wurde wegen der Gutachten vom Sozialrichter abgelehnt. Die Begründung: Asbestose ist nicht

BGFW
Berufsgenossenschaft der Gas-, Fernwärme- und Wasserwirtschaft

Hauptverwaltung

Der Rentenausschuss

Berufsgenossenschaft der Gas-, Fernwärme- und Wasserwirtschaft
Postfach 10 15 62, 40006 Düsseldorf

Bescheid über Anerkennung einer Berufskrankheit

Sehr geehrter Herr Sperber,

wir haben geprüft, ob Ihre Erkrankung eine Berufskrankheit ist **(1)**. Unsere Ermittlungen haben ergeben:

1. Bei Ihnen besteht eine Berufskrankheit nach **Nr. 4103** der Berufskrankheiten-Liste (Asbeststaublungenerkrankung oder durch Asbeststaub verursachte Erkrankung des Brust-/Rippenfells) **(2)**.

2. Ansprüche auf Leistungen wegen der Berufskrankheit bestehen nicht.

Unsere Entscheidung begründen wir wie folgt:

Ihre Berufskrankheit hat zu nachstehenden gesundheitlichen Beeinträchtigungen geführt, die wir bei der Bewertung der Minderung der Erwerbsfähigkeit (MdE) berücksichtigt haben:

- röntgenologisch sichtbare leichte asbestbedingte Veränderungen des Brustfells ohne Einschränkung der Lungenfunktion.

Folgende Beeinträchtigungen Ihres Gesundheitszustandes liegen unabhängig von der Berufskrankheit vor:

- Asthma bronchiale,
- Wirbelsäulenbeschwerden.

...

V 6400-4103 0901 Anerkennung BK 4103 ohne Leistungen (MdE nicht messbar, keine Behandlungsbedürftigkeit) heilbar und ich hätte ja eine gute Lungenfunktion und noch keinen Krebs.

Der Lungenarzt, der bei mir die Asbestose festgestellt hatte, hielt es nicht einmal für nötig, seine Diagnose der Berufsgenossenschaft zu melden. Hier war die Begründung: *»Mit der Asbestose können Sie 100 werden und melden muss ich das auch nicht.«*

Ihre Berufskrankheit ist nicht behandlungsbedürftig und hat eine messbare MdE nicht zur Folge **(3)**.

Die Entscheidung zu den Folgen der Berufskrankheit und zur MdE stützt sich auf das Gutachten von Frau Dr. L[illegible], Berlin, vom 11.10.2004.

Wegen der röntgenologisch festgestellten Veränderungen haben wir eine Nachuntersuchung in zwei Jahren für September 2006 vorgemerkt. Sie erhalten weitere Nachricht.

Der in das Feststellungsverfahren einzuschaltende Staatliche Gewerbearzt hat sich dem Ermittlungsergebnis angeschlossen.

Bitte beachten Sie die Erläuterungen.

Sollten Sie Fragen haben, setzen Sie sich bitte mit uns in Verbindung. Wir beraten Sie gern.

Erläuterungen

Anspruch auf Rente
besteht, wenn die Minderung der Erwerbsfähigkeit (MdE) über die 26. Woche nach Eintritt der Berufskrankheit hinaus andauert und die Erwerbsfähigkeit um wenigstens 20 % gemindert ist (§ 56 Abs. 1 Sozialgesetzbuch VII - SGB VII -). Ist die Erwerbsfähigkeit infolge mehrerer Versicherungsfälle gemindert und erreichen die Prozentsätze wenigstens die Zahl 20, besteht für jeden, auch für einen früheren Versicherungsfall, Anspruch auf Rente. Versicherungsfälle sind Arbeitsunfälle und Berufskrankheiten. Die Folgen eines Versicherungsfalls sind nur zu berücksichtigen, wenn sie die Erwerbsfähigkeit um wenigstens 10 % mindern.

(1) **Berufskrankheiten**
sind nach § 9 Abs. 1 SGB VII Krankheiten, die die Bundesregierung durch Rechtsverordnung bezeichnet hat und die im Einzelfall durch eine versicherte Tätigkeit entstanden sind. Sie sind in der Berufskrankheiten-Verordnung (BKV) aufgeführt (Berufskrankheiten-Liste).

(2) **Berufskrankheit nach Nr. 4103 der Berufskrankheiten-Liste**
Eine Berufskrankheit im Sinne der Nr. 4103 der Berufskrankheiten-Liste ist eine Asbeststaublungenerkrankung (Asbestose) oder durch Asbestbeststaub verursachte Erkrankung der Pleura.

(3) **Minderung der Erwerbsfähigkeit (MdE)**
Die MdE richtet sich nach dem Umfang der verminderten Arbeitsmöglichkeiten des Versicherten auf dem gesamten Gebiet des Erwerbslebens, unabhängig von der bisher ausgeübten Tätigkeit (§ 56 Abs. 2 SGB VII).

Der Bescheid ergeht auf Grund eines Beschlusses des Rentenausschusses, der aus Vertretern von Versicherten und Arbeitgebern besteht.

Langer, erfolgloser Kampf um Leistungen

Daraufhin habe ich durch die Asbestose-Selbsthilfegruppe sehr viel erfahren und eine Selbstanzeige gemacht. Im Zuge des Verfahrens musste ich beweisen, dass ich mit Asbest gearbeitet habe, also wann, wie oft, bei wem. Es war sehr mühsam, das alles zu recherchieren. Zum Schluss – nach zweijährigem Kampf – kam dann doch noch eine Anerkennung nach BK 4103 (Asbestose) heraus. Leider ohne Anspruch auf Leistung und Entschädigung als Berufskrankheit. Das war im Jahr 2004.

Aufgrund der Verschlimmerung werde ich seit drei Jahren auch psychologisch behandelt, denn diese Rundherde können sich jederzeit zu einem bösartigen Mesotheliom entwickeln. Jedes halbe Jahr werde ich im Behring-Krankenhaus wegen der Verschlimmerung entweder durch ein CT oder durch Röntgenaufnahmen untersucht. Und alle drei Jahre fahre ich zur Reha nach Bad Reichenhall von der Berufsgenossenschaft aus. Dort geht es mir nach vier Wochen wegen der salzhaltigen Luft (Gradierwerk) sehr gut.

Eine Begutachtung durch die BG-Klinik lehne ich nach § 200 Abs. 2 SGB VII ab, was der Berufsgenossenschaft gar nicht gefällt. Aber ich habe danach das Recht auf freie Gutachterwahl. In einer BG-Klinik mit BG-Ärzten sehe ich keine Chancen zur objektiven Beurteilung. Die letzte Begutachtung dieses Jahr durch Prof. Dr. B. hat auch nichts gebracht. Er attestierte keine Einschränkung, die Lungenfunktion sei zu gut. Von einer Klage hat mir Dr. B. deswegen auch abgeraten.

Vielleicht muss erst Krebs diagnostiziert werden, um eine Rente zu bekommen. Es ist doch schlimm genug, dass man uns vorsätzlich mit Asbest hat arbeiten lassen. Wir wurden weder durch die Berufsgenossenschaft noch durch die Sicherheitsbeauftragten des Arbeitgebers darüber in Kenntnis gesetzt, dass Asbest krebserregend ist, obwohl es seit 1943 als Berufskrankheit anerkannt ist.

BGFW
Berufsgenossenschaft
der Gas-, Fernwärme-
und Wasserwirtschaft

Hauptverwaltung

Berufsgenossenschaft der Gas-, Fernwärme- und Wasserwirtschaft
Postfach 10 15 62 · 40006 Düsseldorf

[redacted]

[redacted]

DER WIDERSPRUCHS- UND EINSPRUCHSAUSSCHUSS

Widerspruchsbescheid gemäß § 85 Nr. 2 Sozialgerichtsgesetz (SGG)

Der Widerspruch vom 5. November 2008 gegen den Verwaltungsakt vom 10. Oktober 2008 wird zurückgewiesen.

Begründung:

Der am 16.04.1951 geborene Widerspruchsführer (WF) war vom 02.01.1979 bis 19.09.2003 als Rohrleger bzw. Rohrnetzbauer bei der GASAG, Berliner Gaswerke AG, tätig.

Mit Schreiben vom 20.02.2004 stellte der WF wegen seiner Asbeststaublungenerkrankung einen Antrag auf Anerkennung einer Berufskrankheit. Als Ergebnis des Feststellungsverfahrens erkannte die Berufsgenossenschaft der Gas-, Fernwärme- und Wasserwirtschaft (BGFW) mit Bescheid vom 24.11.2004 eine Berufskrankheit nach Nr. 4103 der Anlage 1 zur Berufskrankheitenverordnung -BKV- (Asbeststaublungenerkrankungen oder durch Asbeststaub verursachte Erkrankung des Brust-/Rippenfells) an, lehnte jedoch die Gewährung einer Verletztenrente ab, weil das Ausmaß der asbestbedingten Veränderungen keine messbare Minderung der Erwerbsfähigkeit (MdE) verursacht. Als Folge der Berufskrankheit stellte die BGFW röntgenologisch sichtbare leichte asbestbedingte Veränderungen des Brustfells ohne Einschränkung der Lungenfunktion fest. Ferner wies sie auf die unabhängig von der Berufskrankheit vorhandene Asthma bronchiale hin.

Den vom WF mit Schreiben vom 29.05.2007 gestellten Antrag auf Teilnahme an einer Studie bei Berufskrankheiten der Atemwege in einer Berufsgenossenschaftlichen Berufskrankheiten-Klinik lehnte die BGFW mit Verwaltungsakt vom 14.06.2007 ab, da die dem Grunde nach anerkannte Berufskrankheit nach Nr. 4103 der Anlage 1 zur BKV keine messbare MdE zur Folge habe. Der hiergegen eingelegte Widerspruch wurde per Widerspruchsbescheid vom 02.10.2007 zurückgewiesen. Im Rahmen des daraufhin anhängigen sozialgerichtlichen Ver-

Gesetzliche Unfallversicherung
Körperschaft des öffentlichen Rechts

Auf'm Hennekamp 74
40225 Düsseldorf

IK 1205 9018 4

Telefon: 0211 9335-0
Telefax: 0211 9335-199
http://www.bgfw.de
E-Mail: info@bgfw.de

SEB AG, Düsseldorf
(BLZ 300 101 11) 1000345900
Stadtsparkasse Düsseldorf
(BLZ 300 501 10) 10124840

fahrens vor dem Sozialgericht Berlin teilte der Vorsitzende u. a. mit, dass eine Teilnahme an der genannten Studie aufgrund des Zuschnitts des Teilnehmerkreises für den WF nicht in Betracht komme. Ob der WF allgemein einen Anspruch auf eine Reha-Maßnahme habe, sei nicht Gegenstand dieses Verfahrens. Die Klage wurde daraufhin per Gerichtsbescheid vom 18.03.2008 abgewiesen.

Daraufhin prüfte die BGFW einen Anspruch des WF auf eine Reha-Maßnahme. Gemäß des Indikationskataloges für die Asbestoserehabilitation sind vor einer Entscheidung für diese Maßnahmen die Chefärzte der Kliniken Falkenstein oder Bad Reichenhall, Frau Dr. K oder Herr Dr. R, zu hören. Der leitende medizinische Direktor der Klinik für Berufskrankheiten, Herr Dr. R, teilte auf Anfrage mit, dass die Durchführung eines stationären Heilverfahrens eigentlich nicht erforderlich sei. Die zu erreichenden Therapieziele seien hier eine Gewichtsreduzierung, eine Behandlung des konkurrierend berufsunabhängig vorliegenden Asthma bronchiale sowie eine Vermeidung der Ausbildung einer restriktiven Ventilationsstörung als Folge der asbestassoziierten Pleuraveränderungen durch intensive krankengymnastische Atemtherapie. Lediglich das letztgenannte Therapieziel bezieht sich auf die Folgen der anerkannten Berufskrankheit. Trotzdem hat die BGFW das stationäre Heilverfahren für den Zeitraum vom 30.07.2008 bis 27.08.2008 bewilligt.

Im Entlassungsbericht vom 04.09.2008 empfahl Herrn Dr. eine Wiederholung des stationären Heilverfahrens in 3 Jahren, da bezüglich der Berufskrankheit nach Nr. 4103 der Anlage 1 zur BKV keine Folgen feststellbar seien. Insbesondere konnte kein Nachweis einer restriktiven Ventilationsstörung erbracht werden.

Mit Schreiben vom 19.09.2008 teilte die BGFW dem WF u. a. mit, dass ein erneutes stationäres Heilverfahren inklusive einer erneuten Begutachtung für den Monat Juni 2009 vorgesehen sei. In einem weiteren Schreiben vom 10.10.2008 wurde dem WF korrigierend mitgeteilt, dass die BGFW fälschlicherweise im Schreiben vom 19.09.2008 als nächsten Termin für ein stationäres Heilverfahren den Monat Juni 2009 angab. Richtig sei, entsprechend der Empfehlung der Klinik für Berufskrankheiten in Bad Reichenhall, dass diese Maßnahme erst für den Monat Juni 2012 vorgesehen sei.

Hiergegen legte der WF mit Schreiben vom 05.11.2008, eingegangen bei der BGFW am 07.11.2008, Widerspruch ein. Der Widerspruch wurde überwiegend damit begründet, dass die Wiederholung in drei Jahren nur eine Empfehlung sei. Darüber hinaus habe er während der Reha-Maßnahme erfahren, dass er der einzige sei, der keine MdE bzw. keine Rente erhalte. Außerdem erhielten die Mitpatienten auch jährliche Reha-Maßnahme in Bad Reichenhall oder in anderen BG-Kliniken.

Der Widerspruch, dem der Hauptgeschäftsführer der BGFW nicht abgeholfen hat, ist nicht begründet. Die Überprüfung des Verwaltungsaktes durch den Widerspruchs- und Einspruchsausschuss hat ergeben, dass die BGFW zu Recht eine jährliche Reha-Maßnahme abgelehnt hat.

Gemäß § 26 Siebtes Sozialgesetzbuch (SGB VII) haben Versicherte u. a. einen Rechtsanspruch auf Leistungen der medizinischen Rehabilitation. Der Unfallversicherungsträger hat mit allen geeigneten Mitteln möglichst frühzeitig den durch den Versicherungsfall verursachten Gesundheitsschaden zu beseitigen oder zu bessern, seine Verschlimmerung zu verhüten und seine Folgen zu mildern. Die Unfallversicherungsträger bestimmen im Einzelfall Art, Umfang und Durchführung der Heilbehandlung und der Leistungen zur Teilhabe sowie die Einrichtungen, die diese Leistungen erbringen, nach pflichtgemäßem Ermessen. Bei dessen Ausübung haben die UV-Träger das Rehabilitationsziel, aber auch den Grundsatz der Wirtschaftlichkeit und Sparsamkeit zu beachten.

Herr Dr. [redacted] führte in seiner Stellungnahme vom 20.02.2008 als Befürwortung der Reha-Maßnahme überzeugend aus, dass bei dem WF erhebliche BK-unabhängige Gesundheitsstörungen, welche auch aus den zu erreichenden Therapiezielen ersichtlich sind, vorliegen. Zusammenfassend kam er bei diesen Gegebenheiten zu dem Ergebnis, dass die Durchführung eines stationären Heilverfahrens zu Lasten der Berufsgenossenschaft nicht unbedingt erforderlich ist, jedoch empfohlen wird. Die Empfehlung einer Wiederholung des stationären Heilverfahrens in drei Jahren trägt diesen Umständen Rechnung. Bezüglich der Berufskrankheit nach Nr. 4103 der Anlage 1 zur BKV waren keine Folgen feststellbar. Insbesondere wurde kein Nachweis einer restriktiven Ventilationsstörung erbracht. Gemessen am Datum der Reha-Maßnahme entspricht dies dem Juni 2011. Versehentlich wurde im Schreiben vom 19.09.2008 das Jahr 2009 als vorgemerkt genannt, jedoch war auch der Entlassungsbericht beigefügt, der den 3-jährigen Turnus vorschlug. Die falsche Jahresangabe auch im Schreiben vom 10.10.2008 unter Berufung auf den Entlassungsbericht wurde korrigiert, selbst wenn diesmal das Jahr 2012 genannt war.

Wie bereits oben ausgeführt, bestimmen die Unfallversicherungsträger im Einzelfall Art, Umfang und Durchführung der Heilbehandlung und der Leistung zur Teilhabe sowie die Einrichtung, die diese Leistung erbringen, nach pflichtgemäßem Ermessen. Dieses regelt die umfassende Zuständigkeit und Gesamtverantwortung des Unfallversicherungsträgers für Heilbehandlung und Leistungen zur Teilhabe. Als Herr des Verfahrens steuert der Unfallversicherungsträger diese im Sinne der ganzheitlichen Rehabilitation, wobei er sich der mitwirkenden Ärzte bedient und diesen die fachkundige Beurteilung überlässt. Bei der Ausübung des Ermessens haben die Unfallversicherungsträger das Rehabilitationsziel, aber auch den Grundsatz der Wirtschaftlichkeit und Sparsamkeit zu beachten. Obwohl die BGFW bereits im Bescheid vom 24.11.2004 feststellte, dass die dem Grunde nach anerkannte Berufskrankheit nach Nr. 4103 der Anlage 1 zur BKV nicht behandlungsbedürftig ist und Herr Dr. [redacted] die Durchführung des stationären Heilverfahrens zu Lasten der BGFW nicht unbedingt für erforderlich hielt, befürwortete die BGFW diese Maßnahme und teilte auf Empfehlung des Herrn Dr. [redacted] mit, dass eine Wiederholung des stationären Heilverfahrens vorgesehen ist. Auch die Therapieziele bezogen sich in erster Linie auf berufskrankheitenunabhängige Folgen. Im Hinblick auf die Grundsätze der Wirtschaftlichkeit und Sparsamkeit ist festzustellen, dass die Klinik für Berufskrankheiten der BGFW einen Betrag von € 3.850,- in Rechnung stellte, die Reha-Maßnahme also nicht wirtschaftlich bedeutungslos ist. Auch der Gleichbehandlungsgrundsatz findet bei der Ausübung des Ermessens durch die BGFW Berücksichtigung. Der WF hat keinen Anspruch, bei der Gewährung von Maßnahmen besser als die übrigen Versicherten gestellt zu werden, denen auch entsprechend der ärztlichen Empfehlungen Maßnahmen gewährt werden. Das Krankheitsbild des Klägers rechtfertigt keine Ausnahme.

Im Hinblick auf die Widerspruchsbegründung sei zu erwähnen, dass ein Vergleich mit anderen erkrankten Personen nicht erfolgen kann, da es sich jeweils um eine Einzelfallbeurteilung handelt. Sämtliche Grundsätze und Richtlinien sind für alle Berufsgenossenschaften gleich. Da nicht alle bei dem WF vorliegenden Krankheiten der Berufskrankheit nach Nr. 4103 der Anlage 1 zur BKV angelastet werden können, kann ein jährliches stationäres Heilverfahren zu Lasten der Berufsgenossenschaft nicht erfolgen.

Für den Widerspruchs- und Einspruchsausschuss steht daher ebenfalls fest, dass die BGFW zu Recht die Kostenübernahme einer jährlichen medizinischen Rehabilitationsmaßnahme aufgrund der dem Grunde nach anerkannten Berufskrankheit nach Nr. 4103 der Anlage 1 zur BKV abgelehnt hat.

Der Widerspruch ist daher zurückzuweisen.

Kosten des Widerspruchsverfahrens sind nach § 63 SGB X nur erstattungsfähig, soweit dem Widerspruch stattgegeben wird.

»Asbest hat mein Leben zerstört«

Condi Konduschek

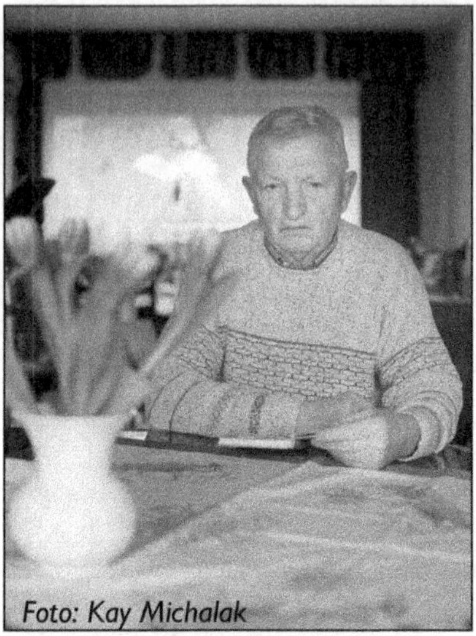
Foto: Kay Michalak

Mein Name ist Condi Konduschek, ich bin 78 Jahre alt, wurde am 27. Mai 1935 geboren und führe ein durch Asbest zerstörtes Leben.

Ich arbeitete als Feuerfest-(FF)-Maurer 19 Jahre lang bei den Klöckner-Stahlwerken Bremen in drei Schichten: Früh-, Spät- und Nachtschicht. Als Feuerfest-Maurer hatte ich viel Umgang mit asbesthaltigen Materialien, da ich diese häufig mit Trennmaschinen oder Flex selbst geschnitten und bearbeitet habe. Auch als »Bystander« hatte ich eine erhebliche Asbest-Belastung auszuhalten. Der asbesthaltige Staub war in der Luft oft gut zu erkennen und hatte sich auch am Boden sichtbar abgelagert. Zeitweise benutzten wir Asbest-Handschuhe und zum großen Teil wurden Papiermasken, später auch Vollmasken getragen.

Meine Arbeit mit Asbest wurde 1986 registriert. Ab dann wurden Asbestmaterialien nicht mehr verbaut. Jedoch ist mir unbekannt, ob Asbestmaterialien wieder ausgebaut wurden. Ich vermute aber, dass durch Reparatur- oder Aufräumarbeiten immer wieder Asbest freigesetzt wurde.

Unzählige Untersuchungen, ein Ergebnis

Ab 1995 hatte ich alle drei Jahre Untersuchungen bei Dr. D. im Auftrag der Berufsgenossenschaft Holz und Metall (BGHM). Am 27. Oktober 2011 wurden in der Computertomografie (CT) Asbest-Lungenkrebs und Pleuraplaques festgestellt. Die Diagnose wurde auch der BGHM gemeldet. Am 7. November 2011 hatte ich eine Computertomografie des Thorax und am 22. November 2011 eine Ganzkörper-PET-Computertomografie. Insgesamt ergaben die Untersuchungen einen malignomtypischen Lungen- und Pleura-Befund. Multiple Lungentumoren mit einem Durchmesser von bis zu 21 Millimetern wurden gefunden, es gab jedoch keinen Nachweis von Fernmetastasen.

Etwa ein halbes Jahr später, am 5. Juni 2012, wurde noch einmal eine Computertomografie des Thorax durchgeführt, bei der auf Lymphknoten-Vergrößerungen hingewiesen wurde. Alles Weitere hatte sich im Vergleich zu den Befunden vom November 2011 aber nicht wesentlich verändert. Insgesamt waren es bis jetzt dreimal CT, einmal PET und fünfmal Röntgen der Lunge, wobei eine langsame Größenzunahme der Tumoren im Verlauf festzustellen war.

Der Bescheid mit der Anerkennung einer BK Nr. 4103 (Asbestose) ohne Minderung der Erwerbsfähigkeit (MdE) kam am 20. April 2012 *(siehe Abbildung 1)*. Allerdings erst, nachdem ich Frau S., die Geschäftsführerin der BGHM, in einem Gespräch gefragt hatte, ob man für Rentner nichts tun würde. Die Antwort: »So ist es nicht.« Aber ohne volle Gewissheit könne es kein anderes Ergebnis geben. Nachdem der Bescheid eingegangen war, gab es einen weiteren Gesprächstermin in ihrem Büro am 6. oder 7. August 2012. Als Erläuterung: Die Folgen eines Versicherungsfalls sind nur zu berücksichtigen, wenn sie die Erwerbsfähigkeit um wenigstens zehn Prozent mindern.

Aufgrund meiner Selbsthilfe und dem Willen, noch lange zu leben, hat sich die Krankheit bis heute sehr langsam entwickelt. In der ganzen Zeit hatte ich nur einen

BGHM
Berufsgenossenschaft
Holz und Metall

BG Holz und Metall, Postfach 10 28 67, 28028 Bremen

Ihr Zeichen:
Ihre Nachricht vom:
Unser Zeichen:
(bitte stets angeben)
Ihre Ansprechperson:
Telefon:
Fax:
E-Mail:
DOK-ID:
Datum:

Ihre Erkrankung
Bescheid über Anerkennung einer Berufskrankheit

Sehr geehrter Herr Konduschek,

wir haben geprüft, ob Ihre Erkrankung eine Berufskrankheit ist **(1)**. Unsere Ermittlungen haben ergeben:

1. Bei Ihnen besteht eine Berufskrankheit nach Nr. 4103 der Berufskrankheiten-Liste (Asbeststaublungenerkrankung - Asbestose -) **(2)**.
2. Ansprüche auf Leistungen wegen der Berufskrankheit bestehen nicht.

Unsere Entscheidung begründen wir wie folgt:

Ihre Berufskrankheit hat zu nachstehenden gesundheitlichen Beeinträchtigungen geführt, die wir bei der Bewertung der Minderung der Erwerbsfähigkeit (MdE) berücksichtigt haben:

Röntgenologisch und computertomografisch nachweisbare asbestbedingte Veränderungen des Rippenfells.

Ihre Berufskrankheit ist nicht behandlungsbedürftig und hat eine rentenberechtigende MdE nicht zur Folge **(3)**.

Die Entscheidung zu den Folgen der Berufskrankheit und zur MdE stützt sich auf die vorliegenden medizinischen Befunde.

Bitte beachten Sie die Erläuterungen.

Gesetzliche Unfallversicherung
Körperschaft des öffentlichen Rechts
Töferbohmstraße 10
28195 Bremen
Tel.: 0800 9990080-3
www.bghm.de
IK: 120491958

V 6400-4103 0901 Anerk.BK 4103 o.Leist. (MdE nicht messb.,keine Behandg.bedürftgk.) DOK-ID: 10208-119-166-572

Abbildung 1

Gutachter: Herrn Prof. Dr. med. B. In seiner Beurteilung stand wie folgt:

Zitat Gutachten B.

»Diagnose/n – als Folge der arbeitsbedingten Gesundheitsgefährdung (gegebene Berufskrankheiten-Haftungskausalität):

1. *asbestbedingte Pleura-Plaques (Berufskrankheit Nummer 4103 der Anlage in der BKV)*
2. *Lungenkrebs im Sinne der Berufskrankheit Nummer 4104*

Beurteilung

Herr K. entwickelt nach den vorliegenden radiologischen Untersuchungsbefunden mindestens seit November 2011 als Folge der langjährigen und intensiven Asbestfaserexposition neben den bereits vorbestehenden asbestbedingten Pleura-Plaques einen malignen Tumor in der Lunge und Pleura. Es handelt sich um einen Lungenkrebs; differenzialdiagnostisch ist ein Mesotheliom nicht auszuschließen. Das Fehlen eines Pleura-Ergusses spricht eher für einen primären Lungenkrebs und Pleurametastasen. Der Patient lehnt aufgrund negativer Erfahrungen in der Familie eine Gewebsentnahme und damit eine histologische Sicherung ab. Insgesamt besteht aufgrund der Progredienz, der tumortypischen Befunde, insbesondere im PET-CT, kein vernünftiger Zweifel an einem bösartigen asbestbedingten Tumorleiden. Es liegen Brückensymptome vor. Der Patient ist Nie-Raucher, für ein berufsunabhängiges Leiden ergeben sich keine Hinweise.«

Ein Gespräch ohne jegliches Mitgefühl

Die formale Berufskrankheitenanerkennung wurde ebenso wie alle Ansprüche auf Entschädigung oder Kur von der Berufsgenossenschaft abgelehnt. Ich hätte keine Berufskrankheit und meine Krankheit sei nicht behandlungsfähig. Mir wurde von Herrn H. von der BGHM per Telefon mitgeteilt, dass man in meinem Alter auch an anderen Krankheiten sterben könne. Das empfand ich als zynisch.

Am 21. Januar 2014 rief mich Frau R. von der BGHM-Hauptverwaltung in Hannover an und forderte mich auf, meinen Widerspruch gegen die BK-Ablehnung zurückzunehmen, dann sei alles erledigt. Ich entgegnete, dass ich schon dreimal meinen Widerspruch ausgesprochen habe und das jetzt erneut tue. Sie drängte mich dann, mich in einer Lungenklinik untersuchen zu lassen. Als ich weitere gutachterliche Untersuchungen ablehnte, sagte sie, ich möge zum Hausarzt gehen: »Rotzen Sie doch in ein Glas hinein«, und äußerte weitere unschöne Worte in einem unzumutbaren Befehlston. Meine Frau, die das etwa einstündige Telefongespräch mitbekam, musste weinen. Wir empfanden das Gespräch ohne jedes Mitgefühl und schwer erträglich. Ich untersagte am nächsten Tag der BG, mich nochmals telefonisch zu kontaktieren, sondern mich nur noch schriftlich zu informieren.

Ich habe also nun viermal Widerspruch gegen den Bescheid eingereicht und wurde von nicht weniger als zwölf verschiedenen berufsgenossenschaftlichen Sachbearbeitern kontaktiert, auf die ich mich immer wieder neu einstellen musste. Bis jetzt gibt es kein positives Ergebnis. Mein letzter Widerspruch war am 8. Juli 2012.

Nach den Bescheiden vom 20. April 2012 und dem Ablehnungsbescheid vom 24. Oktober 2012 *(siehe Abbildung 2)* passierte nichts, außer der Frage an mich, ob ich den Widerspruch zurücknehmen wolle. Meine letzte Anfrage tätigte ich am 31. Mai 2012.

Die Ablehnung meiner Berufskrankheit begründete die BGHM damit, dass ich die Mindestanzahl von 25 Faserjahren nicht erfülle, da ich nur 19 Jahre bei den Stahlwerken Bremen mit Asbest in Kontakt gestanden habe. Außerdem liege eine Beweislosigkeit vor, da ich bisher einer Gewebsentnahme (Histologie) nicht zugestimmt habe. Deswegen könne eine bedingte Krebserkrankung, hervorgerufen durch eine berufliche Asbestbelastung, nicht anerkannt werden. Es ist für mich nicht zu verstehen,

BGHM
Berufsgenossenschaft
Holz und Metall

BG Holz und Metall, Postfach 10 28 57, 28028 Bremen

Herrn
Condi Konduschek

Ihr Zeichen:
Ihre Nachricht vom:
Unser Zeichen:
(bitte stets angeben)
Ihre Ansprechperson:
Telefon:
Fax:
E-Mail:
DOK-ID:
Datum:

Ihre Erkrankung
Bescheid über Ablehnung einer Berufskrankheit

Sehr geehrter Herr Konduschek,

wir haben geprüft, ob Ihre Erkrankung eine Berufskrankheit ist **(1)**. Unsere Ermittlungen haben ergeben:

1. Bei Ihnen besteht keine Berufskrankheit nach Nr. 4104 der Berufskrankheiten-Liste (Lungenkrebs oder Kehlkopfkrebs in Verbindung mit Asbeststaublungenerkrankung (Asbestose) oder mit durch Asbeststaub verursachter Erkrankung der Pleura oder bei Nachweis der Einwirkung einer kumulativen Asbestfaserstaub-Dosis am Arbeitsplatz von mindestens 25 Faserjahren) **(2)**.

2. Ansprüche auf Leistungen bestehen nicht. Dies gilt auch für Leistungen oder Maßnahmen, die geeignet sind, dem Entstehen einer Berufskrankheit entgegenzuwirken **(3)**.

Unsere Entscheidung begründen wir wie folgt:

In der Zeit vom 06.10.76 bis 30.06.95 waren Sie bei den damaligen Stahlwerken Bremen als FF-Maurer beschäftigt und hatten dabei Asbestkontakt. Die Asbestbelastung wurde mit 18,9 Asbestfaserjahren bewertet. Neben dieser haftungsbegründenden Bestätigung einer beruflichen Asbestbelastung ist es nach den Kriterien der gesetzlichen Unfallversicherung notwendig, dass die angeschuldigte Erkrankung (Verdacht auf Lungenkrebs) auch medizinisch nachweisbar und auf die berufliche Asbestbelastung zurückzuführen ist (haftungsausfüllender Ursachenzusammenhang). Dazu ist eine feingewebliche Untersuchung des Lungengewebes unabdingbar (Histologie), um festzustellen, dass der Lungenkrebs vorliegt und dort entstanden ist (Primärtumor). Dies ist ein kein duldungspflichtiger Eingriff (§ 65 SGB I). Sie haben bislang einer solchen Untersuchung nicht zugestimmt. Daher ist es unmöglich, medizinisch mit Vollbeweis zu klären, ob die vermutete Erkrankung durch früheren Asbestkontakt hervorgerufen wird. Es liegt also Beweislosigkeit vor. Eine beruflich bedingte Krebserkrankung kann daher nicht anerkannt werden.

Gesetzliche Unfallversicherung Körperschaft des öffentlichen Rechts | Töferbohmstraße 10 28195 Bremen | Tel.: 0800 9990080-0 www.bghm.de | IK: 120491958

V 6310 0602 Ablehnung BK, keine Exposition, allgemein [redacted]

Abbildung 2

dass mich die BGHM in weitere Untersuchungen hineindrängen will, die nach meiner Kenntnis keine wesentlich neue Erkenntnis erbringen werden, sondern sogar schaden können. Das Risiko einer bedrohlichen, teils tödlich verlaufenden Komplikation einer Lungengewebsentnahme kann bei zehn Prozent liegen. Außerdem waren der Verlauf auf den vorliegenden Röntgenbefunden und das Gutachten des in Asbesterkrankungen sehr erfahrenen Prof. Dr. med. B. eindeutig.

Meine Familie ist kaputt!

Meine Familie ist kaputt, es ist nichts mehr so, wie es einmal war. Früher sind wir sehr viel gereist. Einen Urlaub zusammen mit unseren Enkeln haben wir nach fünf Tagen abbrechen müssen, da die fröhliche Stimmung fehlte. Jetzt lehnt meine Frau jede Reise ab, aus Angst, mir könnte etwas passieren.

Inzwischen geht es mir gesundheitlich schlechter, ich kann mich nicht mehr so gut belasten wie früher, ich habe Brustschmerzen, wenn ich den Arm hebe, und Bauchschmerzen unter dem Rippenbogen.

Kürzlich kam eine schmerzhafte Gürtelrose hinzu, vielleicht mitbedingt durch meine erhebliche psychische Belastung infolge der langwierigen Auseinandersetzung mit der BG.

Der Vater meines Schwiegersohns starb vor acht Jahren an Asbestose, die Enkel waren damals fünf und acht Jahre alt. Alle, die von meiner Krankheit wissen, verhalten sich nicht mehr wie vorher. Für mich ist diese Situation der Krankheit nicht erklärbar, da ich nie geraucht und immer Sport getrieben habe. Und nun hat mir Asbest mein Leben zerstört.

Ein lebenslanger Kampf um Entschädigung

Helga Holm berichtet über ihren totkranken Ehemann*

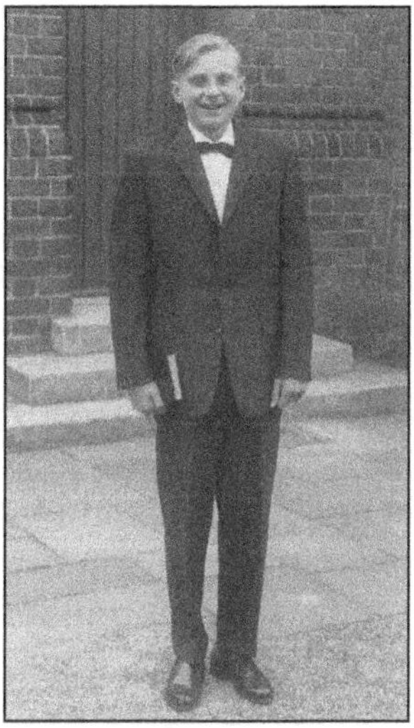

Mein Mann heißt Tore Holm* und er begann seine Lehre als Werfttischler 1961 in Bremen bei der AG Weser. Dort arbeitete er bis 1983 und wurde oft zu Außenbaustellen in Krankenhäusern, dem Fernsehturm in Hamburg, dem IG Metall-Gebäude in Frankfurt, Uelzen und auf Borkum geschickt.

In den 1980ern kamen dann die ersten Symptome. Er bekam Fieber und Husten und wir konnten gar nicht richtig einordnen, woher das kam. Damals dachten wir nicht daran, dass der Kontakt mit Asbest 1983 etwas damit zu tun haben könnte.

1988 war er wegen eines Rückenleidens bei der Rehabilitation, wo er geröntgt wurde. Durch Zufall hörte er die Ärzte reden, dass der Rücken nicht so schlimm sei wie die andere Sache. Diese mache ihnen viel mehr Sorgen.

Aus finanziellen Gründen war eine Anzeige nicht möglich

1989 war er dann bei Dr. Beck* in Behandlung und er überbrachte uns die schreckliche Nachricht, mein Mann sei asbestgeschädigt. Dr. Beck bestand darauf, dass er eine Anzeige bei der Berufsgenossenschaft machen müsse, doch Tore entschied sich gegen eine Meldung, um uns davor zu bewahren, in finanzielle Schwierigkeiten zu geraten. Unsere Kinder waren damals beide noch schulpflichtig, auch musste unser Haus abbezahlt werden.

Mein Mann hatte Angst, aufgrund der Krankheit seine Arbeit zu verlieren, weshalb er die Anzeige bei der BG verneinte.

1994 bekam Tore wieder Fieber und Husten. Immer wieder hatte er Atemnot. Es war so schlimm, dass wir es nicht mehr verheimlichen konnten und zum Vorwand von einer Grippe sprachen. Schließlich gingen wir zur Lungenspezialistin Dr. Thalbach* nach Bremerhaven und diese meinte nach der Untersuchung, Tore sei sehr schlimm asbestgeschädigt und sie müsse unbedingt eine Anzeige machen. Am 15. Juni 1995 wurde ein internistisch-pneumologisches Gutachten von Prof. Dr. Winter* erstellt. Prof. Dr. Winter meinte, Tore sei so schwer geschädigt, dass er auf jeden Fall schon auf 20 Prozent MdE (Minderung der Erwerbsfähigkeit) entschädigt werden müsse. Auch kam ein weiteres Gutachten vom zuständigen Landesgewerbearzt, Dr. Schäfer*. Der schrieb, dass die Berufskrankheit schon am 25. September 1980 bestanden und sich im Beobachtungszeitraum verschlimmert habe.

Am 18. September 1995 schrieb uns Dr. med. Wolf* (beratender Arzt der Norddeutschen Metall BG), dass ein asbestbedingtes Lungenleiden bestehe, welches er aber nicht als so gravierend ansehe und er deswegen eine Entschädigung von 20 Prozent MdE als zu hoch einschätze. Es folgte ein enttäuschendes Gerichtsverfahren, in dessen Verlauf die MdE von 20 Prozent abgelehnt, aber immerhin die Krankheit Asbestose unter Ziffer 4103 anerkannt wurde.

Frau Dr. Thalbach hatten wir über eine Empfehlung gefunden. Sie hatte eine Anzeige bei der BG gemacht. Professor Winter war von der BG ausgewählt worden und hatte sich für eine MdE entschieden. Dr. Wolf war damals bei der Norddeutschen Metall BG in Hannover als der beratende Arzt tätig. Auf seine Aussage legten wir Widerspruch ein.

Am 28. Februar 1996 hieß es bezüglich der Minderung der Erwerbsfähigkeit, dass es bekannt sei, dass der Umfang der Gefährdung beim Umgang mit den Asbestplatten, wie dem Zuschneiden des hochgiftigen Materials, beträchtlich gewesen sei. Deshalb sollten wir ein neues Gutachten erstellen lassen.

Die Asbestose schreitet weiter voran

Wir gingen erneut zu Dr. Thalbach, welche nach eingehender Untersuchung bestätigte, dass die Asbestose fortgeschritten sei und die Lungenkapazität abgenommen habe.

Der Widerspruch ging vor das Sozialgericht Bremen und wir mussten zu Dr. med. Schneider*, Facharzt für Lungen- und Bronchialheilkunde. Doch dieser stufte die Minderung der Erwerbsfähigkeit auf nur zehn Prozent ein - zu wenig für eine Entschädigung.

Tore ist früher sehr sportlich gewesen. Doch immer, wenn das Fieber kam, merkte man, dass er immer schwächer wurde. Als würde er von innen ausgezehrt.

Nach der Ablehnung durch das Sozialgericht wurde ein weiteres internistisch-pneumologisches Gutachten erstellt, wieder von Prof. Dr. Winter. Er schrieb, dass mein Mann keine großen Belastungen durchstehen könne und dass der Sauerstoffgehalt im Blut stark abfalle. Prof. Dr. Winter kam zu dem Schluss, dass die Minderung der Erwerbsfähigkeit mindestens mit 20 Prozent einzuschätzen sei.

Es kam zu einem neuerlichen Gerichtsverfahren. Am 29. Mai 2001 wurde mein Mann infolge einer Anordnung vom Gericht wieder zu einem Gutachter, Prof. Dr. Schmitt*, nach Hamburg geschickt. Bei diesem Gutachten kam Prof. Dr. Schmitt zu der Beurteilung, dass die ganzen Symptome von rezidivierenden Lungenembolien herkämen, aufgrund von starken Krampfadern. Die Asbestose sei nicht daran schuld. Tore war noch nie wegen einer Lungenembolie in klinischer Behandlung. Auch Prof. Schmitt schätzte die Minderung der Erwerbsfähigkeit auf unter 20 Prozent. Das reichte natürlich nicht, um vor Gericht zu gehen, deswegen war das Verfahren, welches für 2002 angesetzt war, hinfällig.

In meinen Augen waren das verkehrte Gutachten auf dem Rücken meines Ehemannes. Es war schwer für mich, zu sehen, wie er immer mehr in sich zusammenfiel. Er hatte sich die Asbestose durch die Arbeit zugezogen, und der Arbeitgeber hatte seine Fürsorgepflicht vernachlässigt. Morgens wurde gesagt, wie steht der Wind, und dann wurde der Asbest geschnitten. Mein Mann tat immer gewissenhaft seine Pflicht.

2003 gab es wieder ein Gutachten von Prof. Dr. Winter. Dann brachte auch Frau Dr. Helmke*, eine Fachärztin für Innere Medizin und Kardiologie, den Nachweis, dass eine pulmonale Hypotonie aufgrund der Asbestose bestand und die Lungenschlagader bereits angegriffen sei. Daraufhin wurde ein weiteres Gutachten im Auftrag des Sozialgerichtes erstellt. Dr. med. Kaspar* war dafür zuständig. Er meinte, es sei keine Asbestose, sondern Asthma bronchiale. Und dafür gebe es keine Entschädigung.

Wieder wurden die Beschwerden der Asbestose auf etwas anderes geschoben, um nicht bezahlen zu müssen. Dieses Gutachten war vom Gericht beauftragt und das Sozialgericht beurteilte 2008 schließlich auch ablehnend.

2008 hatten wir einen Richter Lind*. Dieser Richter meinte, Tore solle schildern, wie es ihm ginge. Die Berufsgenossenschaft hatte einen Arzt geschickt. Nach seiner Schilderung sagte der Richter, dass er die Entschädigung erst dann bekomme, wenn er hier mit Sauerstoffmaske und Bett reingerollt werde. Ich konnte diese grausame Aussage gar nicht fassen.

Am 6. November 2009 gab es unter der Schirmherrschaft von Bündnis90/DIE GRÜNEN in der Bremischen Bürgerschaft eine Veranstaltung zum Thema »Krank durch Asbest – aber nicht schlimm genug!« mit Betroffenen, mit Ärzten und auch mit Frau Larsson*, Geschäftsführerin der Norddeutschen Metall BG. Ich fasste Mut und sprach sie auf den Fall meines Mannes an, und sie sagte, sie wolle sich die Akte meines Mannes anschauen und ich könne zu ihr kommen, um mit ihr zu reden.

Endlich konnte ich wieder Hoffnung schöpfen. Mit ihr hatte ich ein sehr persönliches Gespräch. Sie war nett und freundlich. Sie schaute auch, zu welchem Gutachter sie Tore noch schicken könnte. Sie sagte, wir sollten es bei Prof. Dr. Henzel* in Hamburg versuchen, denn er würde nur nach den Fakten entscheiden.

Minderung der Erwerbsfähigkeit schwankt zwischen 20 und 70 Prozent

Im Oktober 2010 kam dann das Gutachten von Prof. Dr. Henzel:

> *»Nach den aktuellen Empfehlungen und Leitfaden u.a. der DGUV sind schwere Gasaustauschstörungen auch bei nur mäßigen radiologischen Veränderungen als charakterisitsche Folge einer Asbestose und auch einer asbestinduzierten Pleuralfibrose zu werten. In der Zusammenschau der Anamnese mit den aktenkundigen und hier erhobenen Untersuchungsbefunden schätzen wir die Minderung der Erwerbsfähigkeit auf 40 % für den Zeitraum vom 24.03.1994 bis zum 21.09.2005, auf 60 % für den Zeitraum vom 22.09.2005 bis zum 30.06.2010 und 70 % ab dem 01.07.2010. Eine erneute Begutachtung sollte in zwei Jahren erfolgen.«*

Plötzlich konnte ich Frau Larsson nicht mehr erreichen und danach kam ein Schreiben, dass ein Professor Albrecht zu der »Erkenntnis« gelangt sei, die Atembeschwerden wie auch der schlechte Allgemeinzustand seien ausschließlich auf besagtes Lungenemphysem zurückzuführen, welches seinerzeit von einem Gutachter hervorgeholt wurde und die Entschädigung verhinderte. Dasselbe Vorgehen soll übrigens vielen Geschädigten widerfahren sein (wie mir berichtet wurde).

Daraufhin gingen wir sofort zum Anwalt, welcher Frau Larsson vier- oder fünfmal anschrieb. Jedoch kam keine Antwort von der BG. Schließlich schaffte ich es, persönlich mit Frau Larsson zu sprechen, und sie meinte, dass die Durchsetzung von nunmehr 70 Prozent MdE in ihrem

Hause nicht möglich sei. Sie könne nur auf 20 Prozent MdE entschädigen.

Nach langem Kampf schafften wir es, Frau Larsson zu einem persönlichen Gespräch im Hause unseres Anwalts einzuladen. Sie verwies in diesem Gespräch auf das Lungenemphysem, das in der Hauptsache schuld an den genannten Atmungsbeschwerden sei. Allerdings erwähnte sie nicht, dass ein Lungenemphysem durchaus als Begleiterscheinung einer Asbestose vorkommen kann.

Statt den Patienten persönlich zu untersuchen, wird das Urteil auf die Aktenlage gestützt

Es wurde lange diskutiert und dann entschied sie sich, die Asbestose ab 1. Juli 2010 mit 20 Prozent MdE zu entschädigen. Leider mussten Tore und ich dieses Angebot annehmen, denn durch die frühe Berentung meines Mannes standen wir finanziell mit dem Rücken zur Wand. Ich ging ab 2003 - mit 56 Jahren - wieder arbeiten, damit wir überleben konnten, parallel dazu verschlimmerte sich der Gesundheitszustand meines Mannes weiterhin.

Am 8. Oktober 2012 kam ein erneutes Gutachten von Prof. Henzel, der nicht von seinem ersten Gutachten abwich und unbedingt gegen diese Ungerechtigkeit angehen wollte. Er bescheinigte sogar, dass die Schädigung der Lunge durch die fortschreitende Zerstörung nun 80 Prozent MdE betrage. Hierzu das Gutachten von Dr. Henzel:

6. *Seit der letzten hiesigen Begutachtung ist eine relevante Verschlimmerung aller wesentlticher Lungenfunktionsparameter sowie des konventionellen Röntgenbefundes zu verzeichnen. Ergänzend zu den vorherigen Diagnosen wurde das Lungenemphysem explizit als Folge des Versicherungsfalles aufgenommen. Eine qualitative Neubewertung früherer Untersuchungsergebnisse erfolgte nicht.*
7. *Aus 6. ergibt sich eine rechtlich wesentliche Veränderung der MdE ab dem Datum der letzten Untersuchung, dem 08.10.2012.*

BGHM
Berufsgenossenschaft
Holz und Metall

Berufsgenossenschaft Holz und Metall, Postfach 37 80, 55027 Mainz

Unser Zeichen:
(bitte stets angeben)
Zuständige BV:
Adresse:

Telefon:
Fax:
Datum:

Zuständiges Sozialgericht:

Ihre Erkrankung
Widerspruchsbescheid

Sehr geehrter Herr

Ihr Widerspruch gegen den Bescheid vom .2013 wird zurückgewiesen.
Die Ihnen dadurch entstandenen Aufwendungen werden nicht erstattet.

Begründung

Sie erhalten wegen der Folgen Ihrer Berufskrankheit eine Rente nach einer Minderung der Erwerbsfähigkeit (MdE) von 20 %.

Mit Bescheid vom .2013 lehnte unsere Bezirksverwaltung eine Erhöhung dieser Rente ab, weil sich die Folgen der Berufskrankheit nicht wesentlich verschlimmert hätten.

Zur Begründung des Widerspruchs haben Sie vorgetragen, durch das Begutachtungsergebnis des Prof. Dr. sei nachgewiesen, dass die Folgen der Berufskrankheit nunmehr nach einer MdE von 80 % zu entschädigen seien.

Ihr zulässiger Widerspruch ist sachlich nicht begründet.

Eine Rentenerhöhung ist nur bei einer wesentlichen Änderung der Verhältnisse möglich (§ 48 Abs. 1 Satz 1 Sozialgesetzbuch – SGB – X).
Hierzu müssen sich die Folgen der Berufskrankheit derart verschlimmert haben, dass sich hierdurch die MdE um mehr als 5 % erhöht und dies länger als drei Monate andauert (§ 73 Abs. 3 SGB VII).
Diese Voraussetzung liegt bei Ihnen nicht vor.

Nach den beigezogenen medizinischen Unterlagen rechtfertigen die bei Ihnen bestehenden Folgen der Berufskrankheit nach wie vor eine MdE in Höhe von 20 %.

Gesetzliche Unfallversicherung
Körperschaft des öffentlichen Rechts
Wilhelm-Theodor-Römheld-Str. 15
55130 Mainz
Tel.: 0800 9990080-1
www.bghm.de
IK: 120790335

LRW 4601 B 0112

Nach eingehender Würdigung der medizinischen Sachlage hat auch der Widerspruchsausschuss die Überzeugung gewinnen können, dass der gutachterlichen Beurteilung des Prof. Dr. [redacted] zu Recht nicht gefolgt worden ist. Unverändert geht der Sachverständige davon aus, dass das bei Ihnen zweifellos vorliegende, erhebliche Lungenemphysem wesentlich ursächlich durch die Folgen der Asbesterkrankung bedingt sei.

Diesbezüglich ist zum einen darauf hinzuweisen, dass bei Ihnen „lediglich" asbestotische Veränderungen der Pleura (Brustfell) als Folge der Berufskrankheit anerkannt sind, während der Gutachter offenbar auch von asbestotischen Veränderungen des Lungengewebes im Sinne einer Lungenasbestose ausgeht. Hierzu hat bereits das Sozialgericht Bremen in seinem rechtskräftigen Urteil vom [redacted] 2008 die gerichtlichen Feststellungen auf eine beruflich bedingte Pleuraasbestose beschränkt.
Zum anderen stellt die erneute gutachterliche Einschätzung des Prof. Dr. [redacted] keine neue Erkenntnis dar, da er bereits zuvor, d.h. vor Erteilung des Bescheides vom [redacted] 2011, davon ausgegangen ist, das Lungenemphysem sei ursächlich auf die Asbesteinwirkung zurückzuführen. Dieser Einschätzung ist die Verwaltung seinerzeit, wie Ihnen mündlich und auch schriftlich erläutert wurde, nicht gefolgt; nochmals sei an dieser Stelle ergänzend darauf verwiesen, dass auch in den bisher durchgeführten Gerichtsverfahren diese medizinische Beurteilung nicht zugrunde gelegt wurde.

Nach eingehender Würdigung der medizinischen Befundlage teilt der Widerspruchsausschuss diese Einschätzung.
Die von Prof. Dr. [redacted] angesprochene, prinzipiell mögliche Kausalbeziehung zwischen asbestotischen Veränderungen und Lungenemphysem ist unter klinischen Gesichtspunkten entsprechend der Falkensteiner Empfehlung durchaus in Betracht zu ziehen, bedarf jedoch in jedem Einzelfall einer exakten, differentialdiagnostischen Bewertung.
Das nach Erstattung des Gutachtens bzw. Erteilung des Bescheides vom [redacted].2013 angefertigte HRCT vom [redacted] 2013 belegt demgegenüber neben den (unstreitigen) Verkalkungen des Brustfells (Pleuraplaques) ein sog. zentrilobuläres, in den Oberlappen betontes Emphysem. Hingegen wurde eine diskrete Fibrose lediglich in den Unterlappen lokalisiert ohne Beschreibung derselben als asbestinduziert.

Dieser bildgebende Befund lässt daher ein mittelbar durch die Folgen der Pleuraasbestose verursachtes Lungenemphysem nicht als wahrscheinlich erscheinen.

Die Argumentation des Sachverständigen Prof. Dr. [redacted], in *„Anbetracht des Wegfalls anderer typischer Ursachen"* sowie einer *„anerkanntermaßen hohen beruflichen Asbestbelastung"* sei von einer beruflichen Verursachung des Emphysems auszugehen, ist daher nicht ausreichend, den von ihm gesehenen Zusammenhang im Sinne eines entschädigungspflichtigen Gesamtschadens überzeugend zu belegen - insbesondere auch vor dem Hintergrund der gerichtlichen Feststellungen (s.o.).

Ihre Widerspruchsbegründung führt daher zu keiner anderen Entscheidung.

Nach alledem konnte Ihr Widerspruch keinen Erfolg haben. Die getroffene Entscheidung entspricht auch der allgemeinen ärztlichen Erfahrung und der Rechtsprechung der Sozialgerichte.

Soweit Ihnen Kosten durch den Widerspruch entstanden sind, können diese nicht erstattet werden, da dies nur bei erfolgreichem Widerspruch möglich ist (§ 63 SGB X).

Mit freundlichen Grüßen

8. *Es besteht eine beruflich bedingte Minderung der Erwerbsfähigkeit. Zu Höhe und Staffelung siehe Folgendes:*
    - 40 % MdE 24.03.1994 – 21.09.2005
    - 60 % MdE 22.09.2005 – 30.06.2010
    - 70 % MdE 01.07.2010 – 07.10.201
    - 80 % MdE Ab dem 08.10.2012
9. *Auf Grund der progredienten Verschlimmerung der Erkrankung empfehlen wir eine erneute Begutachtung nach zwei Jahren.*

Doch das wollte der Rentenausschuss nicht wahrhaben, und die BG lehnte erneut ab. Auf meinen Widerspruch wurde der Fall nach Mainz geschickt, nachdem er schon endlos lange in Bremen bei der Widerspruchsstelle verharrt war. Wer meinen Mann dieses Mal bei der BG Holz-Metall beurteilt hatte, wurde aus der Ablehnung nicht ersichtlich. War es wieder dieser Prof. Albrecht?

Prof. Albrecht hatte Tore nie zu Gesicht bekommen, sondern hatte immer nur nach Aktenlage im Sinne der BG geurteilt. Aus meiner Sicht wurde die Norddeutsche BG Holz-Metall nicht müde, Ärzte zu finden, die gegen den Betroffenen sowie vorhergehende Gutachten im Sinne des Betroffenen aussagen mochten.

Mein Mann fing an, sich gegen die Untersuchungen zu wehren, und wollte nicht mehr weitermachen, da es ihm immer schlechter ging. Am 24. März 2013 brach er schließlich zusammen. Das Krankenhaus meinte, dass nun auch das Herz angegriffen sei. Tore ist nun ein gesundheitliches Wrack. Er kann auch kaum noch weiter als 50 Meter gehen und verschleimt immer mehr, so dass er Angst hat, an seinen eigenen Sekreten zu ersticken.

Das letzte Gutachten einer Ärztin ging wieder mehr auf die Überblähung der Lungen ein als auf die Asbestose. Und Frau Larsson meinte, dass sie bei 20 Prozent MdE bleiben müssten, da es ein Lungenemphysem sei.

Wir legten erneut Widerspruch ein. Die BG beauftragte den beratenden Arzt der BG, Dr. Beck, das Gutachten von Prof. Henzel zu beurteilen. Wie schon zuvor kam er auf das »Lungenemphysem«.

Prof. Henzel meinte hingegen, durch die Lungenfunktionsprüfung sei sehr gut feststellbar, wie weit die Lunge geschädigt sei beziehungsweise der Patient mit dem dringend benötigten Sauerstoff versorgt werden kann. Dabei stützt er sich auch auf viele internationale Studien und die »Falkensteiner Empfehlung«, die von der BG selbst ausgearbeitet wurde.

Ich war auch mit anderen Asbestgeschädigten durch die Kollegen meines Mannes in Kontakt. Viele sind elendig gestorben, ohne Entschädigung zu bekommen. Solange ich lebe, werde ich gegen diesen Skandal kämpfen, für Gerechtigkeit und für meinen Tore.

** Namen wurden zur Wahrung der Anonymität geändert.*

Am Ende den Freitod gewählt

Patricia Byland berichtet über die Leiden ihres Lebensgefährten Heinz Kluge

Asbestexposition

Die Diagnose »Asbestschaden« wurde bei meinem Lebensgefährten Heinz Kluge, mit dem ich die vergangenen 26 Jahre zusammen verbrachte, am 2. Dezember 2011 in Südafrika nach einer Thorax-CT gestellt. Zu der Zeit war er 71 Jahre alt.

Von 1955 bis Mitte 1964 war mein Lebenspartner bei Siemens AG (vormals Siemens Schuckert Werke AG in Mülheim a. d. Ruhr) beschäftigt - erst in der Berufslehre und später als Schmelzschweißer für Turbinenteile und Stahlbaukomponenten. Die geschweißten Teile wurden zum langsameren Auskühlen mit Asbestmatten (Chrysotil und Anthophybolasbest) abgedeckt. Technische Schutzmaßnahmen oder persönliche Schutzkleidung oder Masken gab es nicht.

Rückblickend könnten die ersten Symptome 2005 oder 2006 aufgetreten sein, jedoch waren sie diffus und verschwanden wieder. Erstmals konkret wurde es im Juli 2011 mit starken Schmerzen in der Rippengegend über drei Nächte. Danach stellte sich Kurzatmigkeit ein und später sporadische Stiche bzw. Druck auf der linken Brustseite. Zu dieser Zeit hielten wir uns aber in medizinischem Niemandsland an den Küsten von Südtanzania und Mozambique auf.

Diagnosefindung

Am 1. Dezember 2011 gab es die erste medizinische Untersuchung und einen Verdacht, formuliert von einem Allgemeinarzt sowie Amtsarzt für Berufskrankheiten in Richards Bay, Südafrika, welcher selbst von Asbest betroffen ist. Am 2. Dezember 2011 wurde die erste

Thorax-CT (Computertomographie des Brustkorbs) in Südafrika gemacht. Daraufhin diagnostizierte man eine asbestgeschädigte Lunge (links). Am selben Tag erfolgte die Beurteilung durch den Lungenspezialisten Dr. med. D. K.: *»Mit großer Wahrscheinlichkeit ein primäres Mesotheliom.«* Er sprach von einer Lebenserwartung von sechs Monaten bis zwei Jahren. Von einer Chemotherapie riet er aber ab, weil ein Mesotheliom nicht heilbar sei. Er empfahl Heinz, die verbleibende Lebenszeit ohne den »Chemostress« so gut wie möglich zu genießen.

Dr. D. K. arrangierte einen Termin mit dem Herz-Lungen-Chirurgen R. K. in Durban für eine eventuelle Thorakoskopie. Die Blutwerte (inkl. Tumormarker), der TB-Spot (Tuberkulosetest), das Abdomen-Ultraschall und das EKG meines Lebenspartners waren alle im grünen Bereich, er hätte mit seinen 71 Jahren kaum gesünder sein können.

Am 5. Dezember 2011 fand das persönliche Gespräch mit dem empfohlenen Herz-Lungen-Chirurgen R. K. vom Ethekwini Heart Center in Durban statt. Nach Sichtung der CT befürchtete er Komplikationen bei einer Thorakoskopie, weil sich die Pleura deutlich verdickt habe und somit wohl auch verhärtet sei. Ein größerer und risikobehafteter operativer Eingriff wäre vonnöten, um an Gewebeproben zu gelangen. Und das nur, um zu erfahren, ob die Gewebezellen schon bösartig sind oder noch nicht, da ein kurativer Eingriff im Fall von Heinz nicht möglich sei. Er empfahl stattdessen eine weitere CT in einigen Monaten, um so mögliche Veränderungen festzustellen. Auch Herr R. K. riet im Fall meines Lebenspartners von einer Chemotherapie ab.

Kontakt zum Bundesverband der Asbestoseselbsthilfegruppen und zur Berufsgenossenschaft

Nach eingehender Informationsbeschaffung nahmen wir am 18. Dezember 2011 via E-Mail Kontakt zum Bundesverband der Asbestoseselbsthilfegruppen auf und informierten uns über die Formalitäten zur Meldung einer Berufskrankheit. Herr C. sandte auch mit unserem Einverständnis die ersten Untersuchungsunterlagen an Herrn Professor Dr. med. B. (damals Inhaber des Lehrstuhls Arbeitsmedizin an der Universität Hamburg, heute Charité Universitätsmedizin Berlin) zur Einsicht. Prof. B. erklärte uns die übliche Vorgehensweise der Berufsgenossenschaften und empfahl eine schnellstmögliche Meldung bei der zuständigen BG.

Am 2. Januar 2012 sandten wir die Formblätter zur Meldung einer Berufskrankheit an die Berufsgenossenschaft Energie, Textil, Elektro, Medienerzeugnisse (BG ETEM) in Düsseldorf und erhielten am 9. Januar das zugehörige Aktenzeichen. Nach Rücksprache wurde am 3. Februar 2012 die CD mit der ersten Thorax-CT (vom 2.12.2011) für die fachradiologische Begutachtung durch einen BG-Gutachter auf dem Postweg nachgereicht.

Nach erneuter Rücksprache mit Prof. B. empfahl dieser meinem Lebenspartner am 24. Januar 2012, nach Deutschland zurückzukehren und sich in ein »großes, zum Beispiel universitäres, Lungenzentrum« zu begeben.

Mein Lebenspartner hatte sich inzwischen weiter mit der Thematik »Chemo oder nicht« befasst, hatte jede nur mögliche Information zusammengetragen und unter anderem auch Kontakt zu zwei Australiern, die an einem Pleuramesotheliom erkrankt waren, aufgenommen. Allerdings litten sie beide unter einem sehr großen Pleuraerguss, der sie zu ersticken drohte, weswegen sie auch beide punktiert und mit Chemo therapiert worden waren. Der eine hatte die Chemo vorerst ganz gut vertragen, der andere litt unter extremen Nebenwirkungen.

Eine zweite Thorax-CT fand am 7. Februar 2012 statt – auch in Richards Bay – und wurde durch Dr. med. S. G. beurteilt. Leider blieb eine vergleichende Beurteilung aus.

Siemens übernimmt Verantwortung

Am 27. Februar 2012 ging die von der BG ETEM angeforderte Stellungnahme von Siemens bei der BG ETEM ein. Dies wurde uns am 1. März 2012 von der uns zugewiesenen Sachbearbeiterin Frau W. mitgeteilt mit der Information, der Präventionsdienst sei mit der Beurteilung beauftragt worden. Am 5. März 2012 erhielten wir auf Anfrage bei der BG ETEM eine Kopie der Siemens-Stellungnahme sowie die Auskunft, die Asbestexposition sei unstrittig.

»Guten Morgen Herr Kluge,

vielen Dank für Ihre informative Mail. Ich habe Ihnen als Anhang das Fax von Siemens beigefügt (2 Seiten). Sollten Sie es nicht öffnen können, melden Sie sich bitte bei mir, dann scanne ich es Ihnen ein und versuche es noch einmal. Des Weiteren habe ich gerade mit dem zuständigen Technischen Aufsichtsbeamten telefoniert, der mir bestätigte, dass eine Asbesteinwirkung in Ihrem Fall unstrittig ist. Er wird mir eine kurze Stellungnahme zuleiten. Ich würde mich sehr freuen, wenn Sie und Ihre Lebensgefährtin mich nach Ihrer Rückkehr einmal besuchen würden, sollten Sie es wünschen, kann ich zu einem Beratungsgespräch aber auch gerne zu Ihnen kommen.

Freundliche Grüße, K. W.«

Am 9. März 2012 (Eingangsstempel bei der BG ETEM erst am 19.3.2012) wurde das fachradiologische Gutachten der ersten CT vom 2. Dezember 2011 von Dr. med. K.G. H. und Dr. med. S. avisiert:

»Der Befund ist radiologischerseits dringend verdächtig auf das Vorliegen eines primären Pleuramesothelioms, wobei insbesondere die Wachstumsform mit Ausbreitung in den großen Lappenspalt und die relativ glatte Konturierung zur Lunge für das Vorliegen eines Pleuramesothelioms sprechen. […] Der oben beschriebene Pleurabefund spricht bildmorphologisch in erster Linie für ein Pleuramesotheliom.«

Am 27. März 2012 erhielten wir - wiederum erst nach Nachfrage - von unserer Sachbearbeiterin folgende Nachricht:

»Es tut mir leid, dass ich mich erst jetzt melden kann. Soweit haben wir nun alle Unterlagen vorliegen und ich muss als Nächstes Rücksprache mit meinem Vorgesetzten halten. Sobald ich das getan habe, werde ich mich bezüglich der nächsten Schritte wieder bei Ihnen melden.«

BG ETEM verlangt Vollbeweis

Nach unserer Ankunft in Deutschland Mitte April 2012 wurde in einem persönlichen Gespräch mit Frau W. von der BG ETEM das weitere Vorgehen besprochen. Die BG ETEM bestand nach wie vor darauf, dass für die Anerkennung einer BK 4105 das Mesotheliom im Vollbeweis gesichert sein müsse, also auch eine histologische Beurteilung nötig sei.

Sonografie und Lungenfunktionstest angeordnet

Eine Sonografie (Ultraschall) wurde angeordnet, um festzustellen, ob ein Erguss vorliegt, der gegebenenfalls punktiert werden kann. Des Weiteren wurde ein Lungenfunktionstest (Bodyplethysmographie) empfohlen, welcher am 2. Mai 2012 im Lungenzentrum des Bethanien-Krankenhaus in Solingen durchgeführt wurde. Am 7. Mai 2012 kam die Beurteilung des Tests von Dr. med. W. J. R. und Dr. med. L. H.:

»Dringender Verdacht auf asbestassoziierte Pleuraerkrankung, differenzialdiagnostisch Mesotheliom links, asbestassoziierte Pleuraplaques beidseits. [...] Differenzialdiagnostisch kommt hier neben einem benignen asbestbedingten Pleuraerguss in jedem Falle das maligne Pleuramesotheliom in Betracht. [...] Pleurapunktionen sind in der Diagnosefindung nur selten zielführend. [...] das Risiko von Implantationsmetastasen im Stichkanal nach wiederholten Punktionsversuchen zu vermeiden.«

Prof. R. empfahl eine Thorakoskopie (endoskopische Untersuchung der Pleura), *»um gegebenenfalls eine palliative Therapie beginnen zu können* [...] *und bei gegebener Inoperabilität zu prüfen, ob im Rahmen der Thorakoskopie eine Talkumpoudrage durchgeführt wird.«*

Eine Thorakoskopie lehnte mein Lebensgefährte aber wegen der vom Herz-Lungen-Chirurgen R. K. erwähnten Gründe ab. Ein persönliches Gespräch mit Prof. R. oder Dr. H. fand nicht statt.

Mesomark-Bluttest abgelehnt

Auf den von Heinz als Alternative zur Thorakoskopie vorgeschlagenen Bluttest Mesomark, mit dem besonders im fortgeschrittenen Stadium von Mesotheliomerkrankungen das von den Zellen produzierte Mesothelin festgestellt werden kann, wollte die BG ETEM nicht eingehen:

> *»Das grundsätzliche Problem ist, wie ich Ihnen bei meinem Besuch erläuterte, dass wir eine BK 4105 (Pleuramesotheliom) nur anerkennen können, wenn die Diagnose eines Pleuramesothelioms im Vollbeweis gesichert ist. Nur anhand der jetzt zurzeit vorliegenden Ergebnisse (Stellungnahme zu den CT-Aufnahmen von Dr. H.) ist dies nicht der Fall. Mir persönlich ist nicht bekannt, inwieweit uns ein Mesomark-Test in dieser Hinsicht weiterhelfen könnte, da ich nicht weiß, ob er nur einen Hinweis auf eine Krebserkrankung gibt oder ob dadurch eine zweifelsfreie Diagnose gestellt werden kann. Diesbezüglich stehe ich noch in Kontakt mit Frau Prof. Dr. B-G., die ich leider noch nicht persönlich sprechen konnte, und natürlich auch mit meinen Vorgesetzten hier in der BG, da dies keine Entscheidung ist, die ich alleine treffen könnte.«*

Der Mesomark-Test ist seit 2005 in Australien zugelassen, hat seit 2006 die europäische CE-Norm und wird seit 2007 in den USA als Tumormarker bei Mesotheliompatienten eingesetzt. Auch in Deutschland war der Test zum Zeitpunkt unserer Anfrage frei erhältlich (wir hatten Kontakt zum deutschen Verteiler), die Anwendung war von Amts

wegen allerdings noch im Validierungsprozess, wie wir herausfanden. Sämtliche Informationen zum Mesomark-Test erhielten wir durch private Nachforschungen, die BG ETEM Düsseldorf konnte (oder wollte) uns hier nicht weiterhelfen - obschon unter anderem die BG ETEM laut Deutscher Gesetzlicher Unfallversicherung e. V. (DGUV) »aktiv« am Validierungsprojekt teilnahm.
Aus der Homepage der DGUV:

> *»Ziel der am Institut für Prävention und Arbeitsmedizin der DGUV (IPA) in Bochum in Zusammenarbeit mit verschiedenen Unfallversicherungsträgern durchgeführten Präventionsstudie MoMar ist zum Beispiel die Validierung von neuen molekularen Markern zur Früherkennung von Mesotheliomen und anderen asbestassoziierten Tumoren. Im Gegensatz zu den bisherigen Ansätzen der Biomarkerentwicklung erlaubt diese Verlaufsuntersuchung entsprechende Marker gezielter zu entwickeln und auch unter praxisnahen Bedingungen zu validieren. Die Teilnehmer an der Studie sind Versicherte, bei denen eine Asbestose bekannt ist und die somit bereits an regelmäßigen Nachuntersuchungen teilnehmen. In dem Projekt arbeiten derzeit bereits fünf Berufsgenossenschaften (BG BAU, BG RCI, BGM, BG ETEM, MMBG) aktiv mit.«*
>
> *(http://www.dguv.de/inhalt/praevention/themen_a_z/asbest/index.jsp)*

Alternative Behandlungsmaßnahmen

Da die Heilung eines Mesothelioms nach Expertenmeinung leider nicht möglich ist, hatte mein Lebenspartner sich schließlich gegen eine Behandlung mit Chemo oder Bestrahlung entschieden und Maßnahmen ergriffen, um sein Befinden bestmöglich zu erhalten:

- pH-Wert- und Immunstatustest
- Entgiftungskur
- Immunaufbau mit Naturprodukten, Vitaminen und Spurenelementen

- Einnahme von Naturheilmitteln, die auch schon Krebspatienten geholfen haben: z. B. Berriola (Graviola + Coffee Berry) und Agaricus Blazei Muril Pilzextrakt
- seit dem 10. Mai 2012 auch Ozontherapie und Vitamin-C-Therapie

Beweisführung in Eigenregie

Auf Anraten unseres neuen Hausarztes, Dr. med. J. L., ließ Heinz am 15. Mai 2012 eine neue Thorax-CT im Bethanien-Krankenhaus vornehmen. Dabei kam die folgende Beurteilung durch Fachärztin für Radiologie, Dr. med. K. B., zustande:

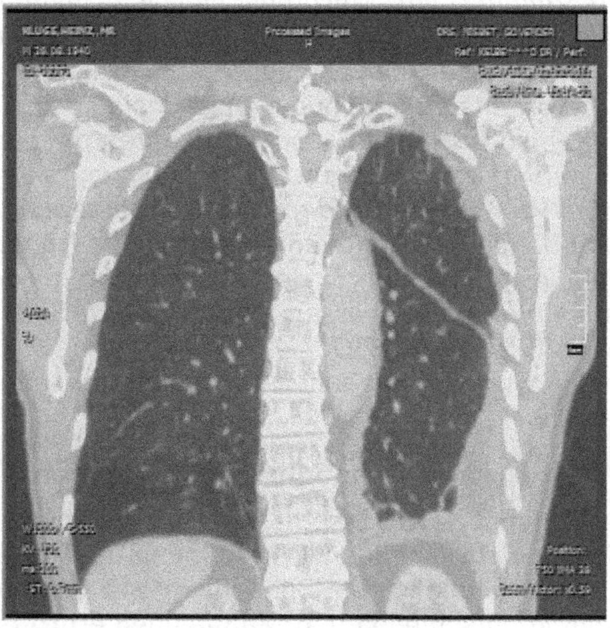

2. Dezember 2011

»1.Nachweis multipler verkalkter Pleuraplaques pulmonal, paracardial und diaphragmal als Hinweis auf einen Zustand nach Asbestexposition.

2. Die oben beschriebenen Veränderungen der linken Lunge erscheinen typisch für ein bereits fortgeschrit-

tenes Mesotheliom. Im Vergleich mit der in Südafrika durchgeführten Voruntersuchung vom 07.02.2012 liegt eine deutliche Progredienz der Erkrankung mit zunehmend tumorösen Veränderungen der linksseitigen Pleura als auch zunehmend mediastinalen Lymphome vor.

3. *Nebenbefundlich Aneurysma der Aorta ascendens. Lungenemphysem rechts. Bronchiektasen rechts basal.«*

Es gab keinen Zweifel mehr am Fortschreiten der Krankheit: Die linke Lunge war inzwischen vollständig von der tumorös verdickten Pleura umschlossen und bald komplett verdrängt.

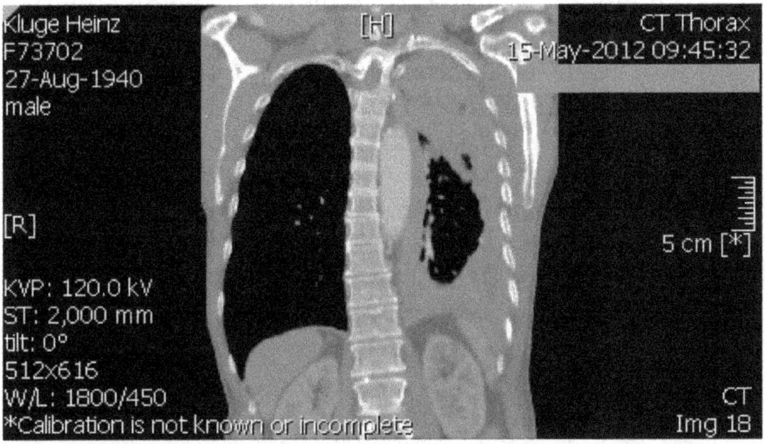

15. Mai 2012

Auf Empfehlung von Frau M. des Lungenzentrums des Bethanien-Krankenhauses erhielten wir am 25. Mai 2012 einen Termin bei der Lungenspezialistin Frau Dr. med. M. K. Nach Ansicht der Thorax-CT vom 15. Mai 2012 und Einsicht in alle Unterlagen und fachärztlichen Befunde erklärte uns Frau Dr. K. nach meinem Verständnis Folgendes:

- Anhand des vorliegenden CT-Befundes sowie der Progredienz der Erkrankung muss man davon ausgehen, dass es sich mit an Sicherheit grenzender Wahrscheinlichkeit um ein malignes Mesotheliom handelt.

- Eine Biopsie durch Pleurapunktion birgt ein hohes Streuungsrisiko und erfordert zwingend die Bestrahlung des Einstichkanals. Abgesehen davon ist der Pleuraerguss sehr klein und abgekapselt. (Prof. R.: »Pleurapunktionen sind in der Diagnosefindung nur selten zielführend.«)
- Eine Thorakoskopie ist weniger gefährlich in Bezug auf Streuung, ist aber der invasivere Eingriff und in diesem Fall (bei stark verdickter und wahrscheinlich verhärteter Pleura) sind Komplikationen möglich – wie auch der Herz-Lungen-Chirurg R. K. in Südafrika bereits erklärte.
- Der linke Lungenflügel ist so gut wie funktionslos. Die Pleura hat den gesamten Flügel eingemauert und verdrängt. Die Atmung erfolgt ausschließlich durch den rechten Lungenflügel, worauf die verstärkte Kurzatmigkeit zurückzuführen ist.
- Obschon die Werte des Lungenfunktionstests in Ruhe unter den gegebenen Umständen noch einigermaßen sind – mein Lebenspartner praktizierte Yogaatmung –, wäre ein Test unter Belastung wünschenswert. Es könnte sein, dass in Zukunft bei Belastung ein Sauerstoffgerät nötig wird, um den durch Überbelastung (Hyperventilation) ungenügenden Gasaustausch auszugleichen.
- Von einer Chemotherapie rät auch sie ab.
  Die Schulmedizin sei hier erschöpft.

Zusammenfassend meinte Frau Dr. M. K., dass eine Biopsie, egal welcher Art, im Fall meines Lebenspartners in erster Linie für die BG sei. Für ihn als Patient bringe es keinerlei medizinischen Nutzen, berge jedoch die reelle Gefahr von Implantationsmetastasen (Streuung) und OP-Komplikationen, verbunden mit den üblichen Risiken und postoperativen Beschwerden, die dem gesundheitlichen Zustand sicher nicht förderlich wären.

Frau Dr. M. K. berief sich auch auf die von uns angesprochene Falkensteiner Empfehlung und meinte, dass anhand der Befundlage und unter den gegebenen Umständen eine Anerkennung als BK 4105 durch die BG ETEM möglich sei. Sollte es von der BG ETEM gewünscht sein, wäre Frau Dr. M. K. gerne bereit gewesen, ein kurzes Schreiben zu verfassen oder auch ein Gutachten zu erstellen.

In der Falkensteiner Empfehlung für die Begutachtung asbestbedingter Berufskrankheiten der Deutschen Gesetzlichen Unfallversicherung e. V. (DGUV) steht:

> *»Sollten sich die Expositionsverhältnisse als unklar darstellen und die Sicherung einer versicherten beruflichen Asbestexposition (Vollbeweis) erschwert sein, kann ggf. eine BK-Nr. 4105 hinreichend wahrscheinlich sein, wenn röntgenologisch charakteristische asbestbedingte Pleura- oder Lungenveränderungen oder pathologisch-anatomisch bzw. lungenstaubanalytisch ein erhöhter pulmonaler Asbestgehalt und/oder asbestbedingte Lungenveränderungen nachweisbar sind.«*

Zudem findet sich in der S2-Leitlinie – Nichtinvasive und invasive Beatmung als Therapie der chronischen respiratorischen Insuffizienz – der Deutschen Gesellschaft für Pneumologie und Beatmungsmedizin sowie der Deutschen Gesellschaft für Arbeitsmedizin und Umweltmedizin zur Diagnostik und Begutachtung asbestbedingter Berufskrankheiten unter anderem Folgendes:

> *»Sofern keine Gewebeproben verfügbar sind, ist dem Versicherten die invasive Gewinnung einer Gewebeprobe aufgrund der hohen Komplikationsrate prinzipiell nur dann zumutbar, wenn sich daraus möglicherweise sonstige therapeutische Konsequenzen ableiten lassen.«*

> *»Bei den Krebserkrankungen der BK Nrn. 4104, 4105, 4114 der BKV kommt der medizinischen Feststellung von Art und Ausmaß der Gesundheitsstörungen mit Beeinträchtigung des körperlichen, geistigen und psychischen Leistungsvermögens besondere Bedeutung zu. In der Zeit der Hauptrezidivgefahr wird infolge allgemeiner Auswirkungen des Krebsleidens in allen*

Lebensbereichen und der damit verbundenen erheblichen psychischen Belastungen die MdE höher beurteilt, als sie sich alleine aus den verbliebenen somatischen Funktionsbeeinträchtigungen ergeben würde.«

Im Bestreben, die Anerkennung der Krankheit ohne medizinischen Eingriff (Biopsie, Punktion, Thorakoskopie) bei der BG ETEM durchzusetzen, wurden sowohl die Behandlungen bei Hausarzt Dr. med. J. L., die CT des 15. Mai 2012 als auch die Konsultation bei der Lungenfachärztin Frau Dr. M. K. in Eigenregie organisiert und die Aussagen der Ärzte und Resultate der Tests der BG ETEM zugestellt. Die kassenpflichtigen Kosten übernahm die AOK, der Rest wurde privat bezahlt.

Wir waren auch in ständigem Kontakt mit Herrn C. von der Asbestoseselbsthilfegruppe sowie mit Herrn Prof. Dr. med. B. und erhielten wertvolle Hinweise und Unterstützung in unserem Anerkennungskampf.

Das Zusammentragen von Informationen, die Korrespondenz mit medizinischen Fachpersonen und Ämtern, das Studieren von Gesetzesvorlagen und medizinischen Leitlinien nahm sehr viel Zeit in Anspruch und kostete Kraft. Viele Kranke haben jedoch weder die nötige Zeit noch die Energie und/oder psychische Ausdauer, einen solchen Prozess durchzustehen, und geben leider vorzeitig auf.

BG verlangt nach wie vor den Vollbeweis

Inzwischen hatten fünf Radiologen, vier Lungenspezialisten sowie ein Herz-Lungen-Chirurg die Thorax-CTs meines Lebenspartners begutachtet. Alle kamen zu der gleichen Schlussfolgerung: dringender Verdacht auf primäres Pleuramesotheliom. Das deutliche Voranschreiten der Pleuraveränderungen, sichtbar in der neuesten CT, bestätigte diese Diagnose. In Anbetracht der Sachlage und unter Anwendung der aufgeführten Empfehlungen hätte die Anerkennung einer BK 4105 als Mesotheliom B nach dem Wertungsschema des europäischen Mesotheliom-Panels 1 folglich gegeben sein sollen.

Die Antwort der BG am 21. Mai 2012 fiel jedoch nach wie vor negativ aus, wenn es auch einen ersten Lichtblick gab:

»Guten Morgen Herr Kluge,

Frau W., die bis zum 28.05. Urlaub hat, hat mir Ihre Unterlagen vorgelegt zur nochmaligen Prüfung. Leider kann eine BK 4105 nach wie vor nicht anerkannt werden. Die Voraussetzungen hat Frau W. Ihnen ja erklärt.

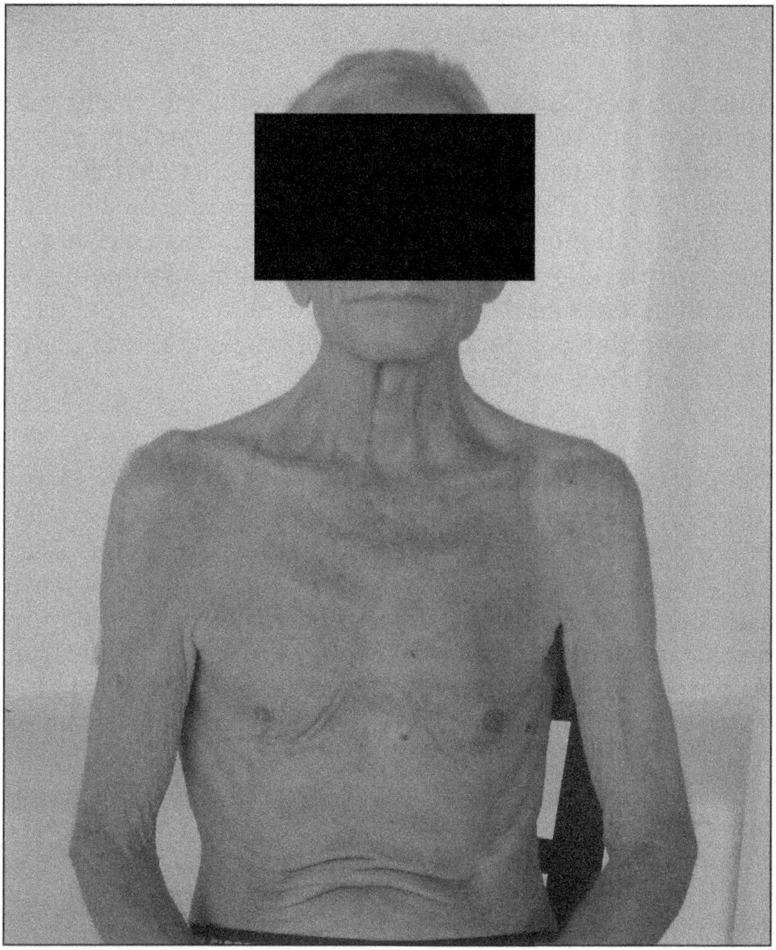

Wir wollen nun die neuen CT-Aufnahmen noch mal von Herrn Dr. K. G. H., Knappschafts-Krhs Dortmund, beurteilen lassen. Vielleicht kann er ja auf Grund des Verlaufs des vermeintlichen Tumors den Vollbeweis für unser Verfahren erbringen. Wenn Sie damit einverstanden sind, senden Sie uns bitte schnellstmöglich die CD zu oder geben sie bei uns in der Zentrale bzw. am Dienstag bei Frau W. ab. (Ich bin ab Morgen auch nicht mehr im Haus).

Vielen Dank für Ihre Bemühungen und Ihr Verständnis für diese auch für uns unbefriedigende Situation.

Mit freundlichen Grüßen, I. W.«

Aufgrund der Abwesenheit der persönlichen Sachbearbeiterin Frau W. sowie ihres Chefs und Vertreters Herrn W. wurde die neue CT erst am 29. Mai 2012 persönlich bei der BG ETEM abgegeben. Frau W. war sehr bemüht um Hilfestellung und ließ durchblicken, dass sie versuchen würde, die Fragen an den Gutachter dahingehend zu stellen, dass sein Gutachten so formuliert würde, dass die BG-Forderung nach einem »Vollbeweis« durch histologische Daten hinfällig würde.

Fortschreiten der Krankheit

Die Kurzatmigkeit hatte in den letzten Monaten beträchtlich zugenommen. Schon bei einem leichten Anstieg oder gar einer Treppe ging meinem Lebenspartner die Luft aus. Sogar beim Bücken, um etwas aufzuheben, machte sich die Kurzatmigkeit bemerkbar. Druck und Stiche in der Brust und den Rücken traten periodisch auf, waren zu der Zeit jedoch noch erträglich. Dann litt er vermehrt unter Husten, manchmal schon beim Sprechen. Auch der Auswurf nahm zu. Er kämpfte mit Appetitlosigkeit und hatte seit Dezember 2011 etwa vier bis fünf Kilo abgenommen. Er wog nur noch ca. 63 Kilogramm bei 1,74 Metern Körpergröße.

Anfang Juli 2012 flogen wir nach Griechenland zu unserem kleinen Häuschen am Meer. Wir hatten alles getan, was getan werden konnte, und nun wollte Heinz für seine letzten Lebensmonate das gesunde Meeresklima auskosten. Der Kampf um Anerkennung bei der BG ETEM dauerte zu diesem Zeitpunkt bereits über sechs Monate an. Wir sandten eine dahingehende Erklärung an die BG ETEM inklusive einer Zusammenfassung aller bisherigen Unkosten mit Bitte um schnellstmögliche Bearbeitung.

Durchbruch in der BK-Anerkennung nach über siebenmonatigem Kampf

Am 17. Juli 2012 ging endlich das zweite Gutachten von Dr. K.G. H. bei der BG ETEM ein:

> *»Computertomographisch zeigt sich eine im Verlauf deutlich progrediente, die gesamte Circumferenz umfassende pleuraständige Raumforderung links thorakal sowie progrediente mediastinale Lymphknoten. Es besteht kein Zweifel am Vorliegen eines malignen Prozesses. Bildmorphologisch sind die Veränderungen, wie bereits im Vorgutachten ausgeführt, gut vereinbar mit einem Pleuramesotheliom. Auf Grund des Verlaufes bestehen radiologischerseits keine vernünftigen Zweifel am Vorliegen eines malignen Pleuramesothelioms.«*

Am 23. Juli 2012 kam dann die Bestätigung über den Eingang des Gutachtens bei der BG ETEM:

> *»Meines Erachtens und unter Vorbehalt der Prüfung durch die Vorgesetzten kann dem Rentenausschuss nun vorgeschlagen werden, Ihre Erkrankung als Berufskrankheit Nr. 4105 anzuerkennen. Bitte beachten Sie, dass das meine persönliche Einschätzung anhand der nun vorliegenden Unterlagen ist und dem Rentenausschuss die letztendliche Entscheidung obliegt.«*

Trotzdem dauerte es noch bis zum 15. August 2012, bis die Anerkennung der BK 4105 mit 100 Prozent Minderung der Erwerbsfähigkeit offiziell war.

Als mein persönliches Fazit kann ich sagen, insgesamt hat es von der ersten Meldung bei der BG ETEM am 2. Januar 2012 bis zur Anerkennung siebeneinhalb Monate gedauert! Etwa einen Monat davon kann man wegen persönlicher Verzögerungen abziehen, die restlichen sechseinhalb Monate ergeben sich einerseits aus der sehr langen Wartezeit für die offiziellen Gutachten von Prof. K. G. H. (ein Monat und eineinhalb Monate), andererseits aus der Forderung der BG ETEM nach einem Vollbeweis durch histologische Daten (Biopsie, Thorakoskopie) und Heinz' medizinisch begründeter Verweigerung, einen solchen Eingriff vornehmen zu lassen. Dazu kommen Verzögerungen in der Bearbeitung wegen Urlaub und/oder Arbeitsunfähigkeit der Sachbearbeiterin sowie Wartens (dreieinhalb Wochen) auf den nächsten Rentenausschuss. Für eine sterbenskranke Person ist dies eine unzumutbare und menschenunwürdige Situation.

Generell muss jedoch gesagt werden, dass sich die persönliche Sachbearbeiterin der BG ETEM Düsseldorf, Frau W., sehr einfühlsam und kompetent bemüht und alles im Rahmen ihrer Möglichkeiten Machbare getan hat, um eine Anerkennung zu erreichen. Leider waren ihr in vielen Dingen die Hände gebunden – der Amtsschimmel wieherte laut. Störend war auch, dass wir meist speziell nachfragen mussten, um jeweils eine Kopie der für die BG ETEM erstellten Gutachten zu erhalten.

Alle schulmedizinisch begründeten Unkosten aus Südafrika, inklusive Taxi- und Bustransfers, wurden von der BG ETEM zurückerstattet. Ebenso übernahm die BG ETEM die Kosten für die meisten Nahrungsergänzungsmittel und Pilzextrakte – da mussten wir allerdings etwas nachhelfen mit Auszügen aus wissenschaftlichen Veröffentlichungen. Die Kosten in Griechenland für die Miete des Sauerstoffkondensators ebenso wie die Bestattungskosten wurden auch von der BG ETEM übernommen. Die Ozontherapie und Vitamin-C-Hochdosis-Infusionstherapie übernahm die BG ETEM jedoch nicht. Natürlich wurden auch die offiziellen Gutachten von der BG ETEM finanziert und Heinz erhielt seine BK-Rente rückwirkend ab Datum der Erstdiagnose.

Kampf mit der BG – unnötig und kräftezehrend

Leider hatte er nicht mehr viel Zeit, sich darüber zu freuen, und seine Gesundheit konnte er sich damit auch nicht zurückkaufen. Die psychische Belastung aufgrund der Krankheit und des definitiven Todesurteils war ohnehin schon sehr hoch, da war der »Kampf mit der BG« über sieben Monate eine unnötige und kräftezehrende Zusatzbelastung. Obwohl an meinem Lebenspartner viel untersucht wurde, hat sich nie jemand für den immensen psychischen Druck, der auf ihm lastete, interessiert. Es war enorm wichtig, dass Heinz die Anerkennung noch miterleben durfte. So fühlte er sich nicht ganz verlassen vom System und von der Gesellschaft, die ihn so krank gemacht hatte. Wenn eine Anerkennung einen auch nicht wieder gesund machen kann, so ist sie für das persönliche Empfinden von Recht und Unrecht doch sehr, sehr wichtig. Anschließend konnte er - das Atmen fiel ihm inzwischen auch mit Sauerstoffgerät zusehends schwer, er litt unter einem fast unstillbaren Husten und ersten Atemnot-Panikattacken - in Frieden in den Freitod gehen.

Das war am 19. September 2012, nur einen Monat nach der Anerkennung durch die BG. Er wählte diesen Weg, um sich ein längeres Siechtum zu ersparen und seine letzten Lebensmonate in bestmöglicher Verfassung zu genießen. Zum Zeitpunkt seines Todes wog er noch knappe 54 Kilogramm.

Bedrückt war Heinz allerdings darüber, dass ich als seine langjährige Lebenspartnerin - 26 Jahre zusammen - keinerlei finanzielle Unterstützung erhalten würde, da wir nicht verheiratet waren. Hier sehe ich persönlich Handlungsbedarf und verweise auf die Schweiz, wo länger zusammenlebende Paare (so genanntes Konkubinat) rechtlich weit besser gestellt sind als in Deutschland. Es wäre in diesem Rahmen auch zu überlegen, ob man speziell dem (sterbenden) BK 4105-Patienten nicht die Wahl zwischen monatlicher Rente oder Auszahlung einer Entschädigungssumme geben sollte. So könnte man zumindest einen Ansatz von finanzieller Gerechtigkeit herstellen. Der unverheiratete Patient ist schließlich genauso unverschuldet krank geworden wie der verheiratete.

Ein weiterer Punkt ist natürlich die Schweinerei, dass die Asbestgefahr schon in den 1930er-Jahren in Deutschland offiziell bekannt war und doch fast 60 Jahre lang nichts unternommen wurde, um die Arbeiter zu schützen! Unglaublich, denn bereits 1936 wurde die »Asbeststaublungenerkrankung« unter der Ziffer 4103 in die damalige Berufskrankheitenverordnung aufgenommen. Hier muss sich jeder an den Folgen von Asbestexposition Erkrankte einfach nicht ernst genommen vorkommen.

Asbest auch im Büro – Unfallkasse verweigert Anerkennung

Jürgen Friese* berichtet über das Mesotheliom seiner Mutter

Als meine Mutter Anna Friese* - damals 72 Jahre alt; heute 75 Jahre - über einen Zeitraum von mehreren Wochen über Luftnot und einen körperlichen Leistungsabfall klagte und wir daraufhin den Weg in die Pneumologie einer Universitätsklinik antraten, wusste ich nicht, dass dieser Tag der bislang schlimmste unseres Lebens werden sollte.

Der behandelnde Arzt hörte die Lunge meiner Mutter ab und teilte uns mit, dass die Bronchitis am abklingen sei. Sicherheitshalber wolle er die Lunge röntgen. Nach der Röntgenuntersuchung wurden wir von ihm aufgerufen und er begrüßte uns mit einem Lächeln in seinem Behandlungszimmer. Als ich fragte, was die Röntgenuntersuchung ergeben habe, teilte er uns mit, dass er diese noch nicht angesehen habe, dies nun aber umgehend tun werde. Daraufhin schaute er auf seinen Monitor und ich musste schlagartig feststellen, wie sich sein Lächeln aus dem Gesicht verabschiedete und in einen sehr besorgten Gesichtsausdruck verwandelte.

»Sie haben Flüssigkeit im linken Lungenflügel«, lautete der Satz, der mir und meiner Mutter das Blut in den Adern gefrieren ließ. Ich fragte sofort, ob dies aus der bekanntermaßen vorliegenden Herzschwäche meiner Mutter resultieren könne, da ich wusste, dass diese zu Flüssigkeitsansammlungen in der Lunge führen kann. Der Pneumologe ließ eine Antwort vermissen und erwiderte, dass man nun zunächst weitere Diagnostik betreiben müsse, um eine sichere Diagnose stellen zu können.

Nachdem meiner Mutter die Flüssigkeit aus der Lunge gezogen wurde, fertigte man ein weiteres Röntgenbild sowie im Anschluss eine Computertomographie des Brustkorbes an. Als die Bildgebung jedoch keinen Lungentumor zeigte, fragte der Arzt meine Mutter beim erneuten Gespräch, ob sie oder mein Vater mit Asbest gearbeitet hätten oder zumindest mit diesem in Kontakt gekommen seien.

Meine Mutter verneinte eine direkte berufliche Arbeit mit Asbest, auch für die Tätigkeit meines Vaters, fügte aber hinzu, dass sie über mehr als zehn Jahre in einem nachweislich mit Asbest kontaminierten so genannten Behördenhochhaus als Personalsachbearbeiterin gearbeitet habe.

Bis zu diesem Zeitpunkt war noch keine Diagnose gestellt. Der Pneumologe schien aber aufgrund seiner gezielten Fragen nach Asbest einen Verdacht zu haben. Ein PET-CT (Positronen-Emissionen-Tomografie verbunden mit Computertomografie) sollte nun Aufklärung bringen. Das diesbezügliche Ergebnis zeigte eine kleine leuchtende Stelle auf der linken Lungenseite, worauf im Anschluss – um endgültige Gewissheit zu haben – eine Biopsie (entnahme einer Gewebeprobe) durchgeführt wurde.

Nach durchgeführter Biopsie sprach ich den Chirurgen sofort an und erkundigte mich, was die Biopsie ergeben habe. Er griff umgehend zum Telefon und fragte in der Pathologie nach. Ihm wurde mitgeteilt, dass im so genannten Schnellschnitt lediglich hyaline Membranen festgestellt wurden. Er sagte mir, dass »alles sehr gut aussehe« und »nicht damit zu rechnen« sei, dass im endgültigen Ergebnis die Pathologie etwas anderes feststellen werde. Es würde sich wohl um eine Entzündung in der Lunge handeln, die mit einem Antibiotikum therapierbar sei.

Ich war natürlich sehr erleichtert und teilte meiner Mutter die scheinbar gute Nachricht sofort mit. Es würde also alles so bleiben, wie es war. Meine Mutter war gesund. Gott sei Dank! Ich freute mich so sehr ...

Schlimme Nachrichten

Als drei Wochen später das endgültige Ergebnis der Pathologie vorlag und man uns bat, zur Besprechung in der Universitätsklinik zu erscheinen, hatte ich gleich ein ungutes Gefühl und fragte mich, warum wir persönlich erscheinen sollten. Leider waren meine Ängste mehr als berechtigt. Der Chirurg, der zuvor noch davon sprach, dass alles sehr gut aussehe, teilte uns kurz und bündig mit, dass ein PLEURAMESOTHELIOM vorliege und meine Mutter ihre Dinge regeln sollte.

Ich brach zusammen. »Was liegt vor? Warum liegt es vor? Was kann man machen?«, fragte ich aufgebracht und verängstigt. Diese Fragen sprudelten aus mir heraus. Die Antworten des Chirurgen fielen so ernüchternd aus, dass ich das Gefühl hatte, in ein tiefes schwarzes Loch zu fallen. Es sei ein epitheloides Pleuramesotheliom, resultierend aus einer Asbestexposition, und man könne zwar operieren, aber auch dadurch keine Heilung erreichen. Meine Mutter war also unheilbar krank und hatte nur noch kurze Zeit zu leben.

Zerstörte Hoffnungen

Als ich mich wieder etwas gefangen hatte, fing ich mit einer Internetrecherche über Pleuramesotheliome und deren mögliche Behandlungen an. Jede Antwort auf meine Suchanfrage fiel ernüchternder aus, und die Erzählungen von Betroffenen beziehungsweise deren Angehörigen in so genannten »Blogs« über die Aussichtslosigkeit der Krankheit erfüllten mich mit tiefer Angst und Hoffnungslosigkeit.

Meine Mutter bekam schließlich vier Zyklen Carboplatin und Pemetrexed, worauf der Tumor diskret kleiner wurde. Im Anschluss folgte eine fast neunstündige Operation in der HSK Wiesbaden.

Es wurden eine Pleurektomie (Entfernung des Brustfells), Dekortikation (Entfernung von vernarbtem Gewebe) und Zwerchfellteilresektion durchgeführt und der

Tumor dabei makroskopisch vollständig entfernt. Gleichwohl wurde uns von Anfang an mitgeteilt, dass wir mit der Rückkehr der Krankheit (Rezidiv) rechnen müssten und es keine Heilung gebe.

Neun Monate später trat das besagte Rezidiv auf, woraufhin meine Mutter weitere drei Zyklen Pemetrexed bekam und vorläufig eine so genannte »stable disease« erreicht wurde. Aktuell ist der Tumor leider erneut am Wachsen, wenn auch nur sehr langsam. Meine Mutter ist grundsätzlich sehr schwach, sehr kurzatmig und psychisch sehr angeschlagen, so wie die ganze Familie. Die Lebensqualität ist nur noch in geringem Maße vorhanden.

Der Kampf mit der Unfallkasse

Unsere Erfahrungen mit der Unfallkasse im Zusammenhang mit der Anerkennung der Berufskrankheit BK 4105 im Fall meiner Mutter lassen sich wie folgt zusammenfassen:

Nachdem die Diagnose in der Pathologie gesichert war, stellten die Ärzte bei der Unfallkasse eine entsprechende Anzeige über das Vorliegen einer Berufskrankheit in der Form eines asbestbedingten Pleuramesothelioms (BK 4105).

Kurze Zeit später erreichte uns der ablehnende Bescheid der Unfallkasse mit der Begründung, dass der Vollbeweis einer beruflichen Asbestfaserstaubexposition im Fall meiner Mutter nicht erbracht sei.

Daraufhin legten wir Widerspruch ein. Mehrere Punkte deuteten nach Ansicht unserer Rechtsanwältin darauf hin, dass die Unfallkasse die von ihr durchzuführende Sachprüfung nicht ordnungsgemäß betrieben und somit leichtfertig einen fehlerhaften und für uns belastenden Bescheid erstellt habe. Beispielsweise wurde aus der Stellungnahme der Präventionsabteilung der Unfallkasse deutlich, dass man eine Gefährdung erst ab einer Luftbelastung von mehr als 1.000 Fasern pro Kubikmeter Atemluft annahm. Hier verwechselte die Präventionsabteilung die Faserkonzentration, welche im Rahmen der Klärung der Zuständigkeit bei Berufskrankheiten festgelegt ist. Nach herrschender ärztlich-wissenschaftlicher Lehrmeinung sowie nach einschlägiger Rechtsprechung ist nämlich eine Faserjahrberechnung für die Annahme eines Kausalzusammenhangs zwischen beruflicher Asbeststaubexposition und dem Auftreten eines Mesothelioms nicht erforderlich.

Zweieinhalb Jahre, nachdem die Ärzte die entsprechende Anzeige zur Anerkennung einer Berufskrankheit gestellt haben, müssen wir uns zusätzlich zu der schrecklichen Erkrankung meiner Mutter mit juristischen Scharmützeln der Unfallkasse befassen und damit wertvolle Zeit verschwenden.

Derzeit prüft die Unfallkasse weiter, nachdem wir anhand von Zeugenaussagen ehemaliger Arbeitskollegen meiner Mutter belegen konnten, dass es durch diverse Umbauarbeiten am alten Arbeitsplatz zur einer erheblichen Asbestexposition gekommen ist.

Verantwortliche gibt es nicht, die Politik schaut zu

Für uns ist am Tag der Diagnosestellung »Pleuramesotheliom« die Welt zusammengebrochen. Nichts ist seitdem mehr so, wie es einmal für uns war. Kein Vogelzwitschern, keine Blüte, kein Sonnenschein. Nichts! Was bleibt, ist eine unendliche Leere ...

Mesotheliom ist ein von Menschenhand verursachter Krebs. Bis zum heutigen Tag weigert sich die Industrie beziehungsweise die für sie arbeitenden Berufsgenossenschaften und Unfallkassen, die Verantwortung für das von ihnen verursachte Leid zu übernehmen. Die Politik schaut zu und betreibt weiterhin Standortpflege auf dem Rücken der Beschäftigten, die am Arbeitsplatz teilweise ihre Gesundheit oder gar ihr Leben für den wirtschaftlichen Aufschwung gegeben haben.

Den Kampf um die Anerkennung als Berufskrankheit empfinden wir als eine untragbare Verhöhnung der Asbestopfer.

* *Namen wurden zur Wahrung der Anonymität geändert.*

Kein Ende des Kampfes in Sicht – trotz Gerichtsurteil

Gerhard Schmelz

Ich heiße Gerhard Schmelz, wurde 1948 geboren und begann nach der Hauptschule 1963 eine Lehre als technischer Zeichner bei der Imhof & Co. in Bad Nauheim, Fachfirma für Heizung-, Lüftung- und Klimabau, die bis 1966 dauerte. Im Rahmen dieser Lehre war ich im praktischen Jahr von 1964 bis 1965 hauptsächlich mit dem Spritzen von Asbest beschäftigt. Auf einer Industriebaustelle in Gießen wurden Lüftungskanäle zur Schall- und Wärmeisolierung mit Asbest bespritzt. Hierzu musste die Mischanlage morgens von zwei Personen befüllt und in Betrieb genommen werden. Anschließend musste ich auf ein Gerüst in zehn Metern Höhe klettern, den schweren Schlauch hochhieven und dort befestigen. All das mussten damals die 15- bis 16-jährigen Jugendlichen erledigen.

Danach wurde mindestens sechs bis sieben Stunden lang gespritzt. Am Ende des Arbeitstages wurden die Mischmaschine, die Schläuche und die Spritzpistole gründlich gereinigt, wobei der restliche Spritzasbest am Boden in einer Ecke der Industriehalle auf eine Folie entleert wurde. Diese Folie mit dem ausgetrockneten Spritzmaterial wurde am Freitagnachmittag werkseitig abgeholt.

Unsere Frühstücks- und Mittagspause mussten wir auf oder unter dem Gerüst in Staub und Dreck einnehmen, da unsere Kleidung viel zu schmutzig war, um im Wagen mit den anderen Arbeitern zu essen. Abends zogen wir unsere Arbeitskleidung aus und hingen sie oben an das Gerüst. Nach Dienstschluss musste ich mit der Bahn nach Hause fahren, natürlich mit eingestaubten Haaren und staubigem Gesicht, da es auf der Baustelle keine Dusche gab. Am Wochenende wusch meine Mutter den verdreckten Anzug in einem alten Waschzuber, denn die Waschmaschine konnte sie hierfür nicht benutzen.

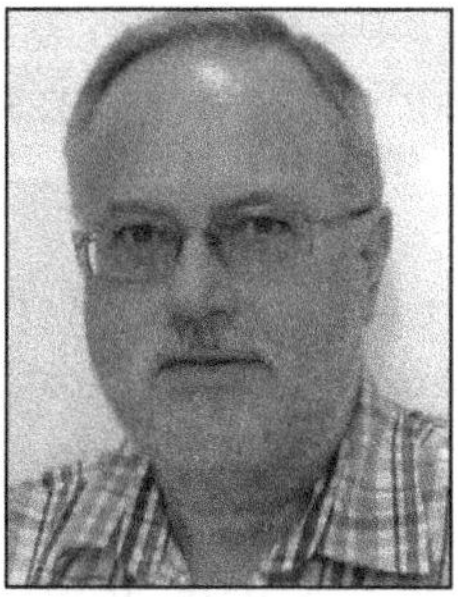

In Ausnahmefällen waren wir sporadisch als Schweißhelfer tätig. Das bedeutet, dass ich für den Brandschutz beim Schweißen unter anderem Asbestplatten gebrochen und Asbestlappen geschnitten habe. Zusätzlich mussten für die Durchführungen der Lüftungskanäle bzw. Hauben mehrere Ausschnitte in die Wellasbestplatten auf dem Dach der Halle geschnitten werden.

Beim Asbestspritzen waren wir zu dritt tätig, wobei sich zwei von uns wegen unterschiedlicher Berufsschultage abwechselten. Meine beiden Kollegen leben schon lange nicht mehr. Von dem einen weiß ich, dass er an Lungenkrebs gestorben ist.

Bevor ich nach Frankfurt auf eine Baustelle der US-Armee geschickt wurde, befand ich mich jeweils zwei Tage an unterschiedlichen Arbeitsstellen. In Frankfurt mussten Rohrdurchführungen an dicken Wänden mit Asbest aufgefüllt werden. Dort arbeitete ich ungefähr drei Monate lang und auch hier wurden wir kurzzeitig als Schweißhelfer eingesetzt.

Sehr spät entdeckten die Ärzte die Asbestose

Später studierte ich Maschinenbau und war 30 Jahre lang als Sachverständiger Dipl. Ing. bei der Technischen Überwachung Hessen (heute TÜV-Hessen) tätig.

Ab Ende der 1980er-Jahre litt ich vermehrt an Atemproblemen. Kein Lungenfacharzt wusste, wodurch die Beschwerden ausgelöst wurden. Man probierte immer wieder neue Inhalationsdosierungen aus, mit und ohne Kortison, auch pulverisiert. Aber nichts half.

Es wurde nur festgestellt, dass ein Lymphknoten in der Lunge stark vergrößert war und dass die Lunge starke Vernarbungen aufwies. Der Arzt meinte, meine Lunge sehe aus, als hätte ich jede Woche eine Lungenentzündung gehabt. Ich wechselte die Lungenärzte. Auch das half nicht.

Erst bei der späteren Erstellung des Gutachtens stellte sich heraus, dass bereits 1999 von Herrn Dr. Reichel und 2003 von Herrn Dr. Breuer eine beginnende Lungenfibrose festgestellt wurde. Dies wurde mir weder von den Ärzten noch von der BG des Landes Hessen, der Unfallkasse Hessen, mitgeteilt.

Zuerst hatte man eine chronische obstruktive Lungenerkrankung (COPD), dann Sarkoidose vermutet. Beides wurde jedoch nicht weiterverfolgt. Zuletzt tippten beide Ärzte auf chronische Bronchitis.

Im Jahr 2003 stellte ich bei der Unfallkasse Hessen meinen ersten Antrag auf Berufskrankheit/Berufsinvalidität. Dieser wurde mit der Begründung abgelehnt, dass beide Lungenfachärzte der UKH bescheinigt hätten, dass es sich bei meiner Erkrankung jedes Mal um eine bakterielle Infektion gehandelt hätte. Dass die Atemnot und der Husten anfangs immer nur im Herbst auftraten und im Frühjahr wieder weniger wurden, interessierte die BG nicht. Die Zeit der besseren Atmung im Sommer wurde immer kürzer.

Nur ein Jahr später, 2004, kam Vorhofflimmern hinzu. Nach zwei Kardioversionen des Herzens und wiederholter Rückstellung wurde ich an einen örtlichen Kardiologen verwiesen. Dieser teilte mir mit, dass das Vorhofflimmern auch von einer Erkrankung meiner Lunge kommen könne. Er überwies mich an Prof. Dr. Velcowsky an der Universität Gießen, der eine Bronchoskopie durchführte und eine Lungenfibrose mit heftigem Fibroseknistern feststellte, was bisher noch niemand bemerkt hatte.

Daraufhin stellte ich 2005 und 2007 immer wieder neue Anträge, die jedoch mit Hinweis auf die vorherige Begründung ebenfalls abgelehnt wurden. Auch Widersprüche blieben erfolglos.

Selbst der Sozialverband VdK konnte mir nicht weiterhelfen. Dort wurde mir nur gesagt, dass ich ohne ein Gutachten keine Aussichten auf Erfolg hätte. Aber wer würde mir ein Gutachten für eine Asbesterkrankung erstellen?

Arbeitgeber verlangt volle Arbeitskraft trotz Krankheit

Meine Arbeit fiel mir immer schwerer. Ich wurde in meinem Betrieb gemobbt und blieb immer länger krank. Schließlich bat ich meinen Arbeitgeber um eine Tätigkeit, die ich ausführen konnte, ohne viel zu klettern. Diese Bitte wurde nur mit »Sie leisten alles oder nichts« beantwortet. Zuletzt wurde ich genötigt, entweder in Altersteilzeit zu gehen oder eine krankheitsbedingte Kündigung zu erhalten. Ich gab dem Druck nach und stimmte der Altersteilzeit zu.

Ich ging dann 2008 mit Abzügen in den Ruhestand. Im gleichen Jahr wurde zur genauen Feststellung der Fibrose eine Biopsie auf drei Ebenen durchgeführt. Man diagnostizierte eine Lungenfibrose nach UIP(usual interstitial pneumonia)-Muster, wobei allerdings trotz Absprache kein Arbeitsmediziner hinzugezogen wurde.

Danach nahm ich bis 2010 an einer Studie für das Medikament »Bosentan« teil, das die fortgeschrittene Fibrose bremsen sollte. Zum Ende der Studie hatte sich die Fibrose so stark verschlimmert, dass ich auf eine Transplantationsliste gesetzt werden musste. Im Rahmen der Voruntersuchungen zur Transplantation musste ich unter anderem auch zu den Arbeitsmedizinern. Hier wurde eine erhebliche Asbestbelastung in der Arbeitsanamnese festgestellt und eine Anzeige bei der BG eingeleitet.

Den Antrag zur Berufserkrankung musste ich selbst einreichen. Von der UKH wurde die Uni-Klinik aufgefordert, die mir 2008 entnommenen Gewebeproben an die BG-Pathologin Frau Prof. Dr. Tannapfel an der Universität Bochum zu schicken, die diese auf Asbest untersuchen sollte. Das Ganze geschah ohne mein Wissen und ohne meine Erlaubnis. Auf meine Anfrage bei der UKH wurde mir lediglich lapidar mitgeteilt, es fehlten Berichte der Universität Gießen. In dem Verfahren wurde ich zu dieser Zeit vom VdK vertreten. Der VdK teilte mir mit, dass mein Antrag abgelehnt wurde, und sandte mir das Schreiben von Frau Prof. Tannapfel zu. In diesem wurde mir zwar eine hohe Asbestexposition mit mehr als 25 Faserjahren bescheinigt. Aus Sicht der Pathologin befanden sich aber in zwei Proben von zusammen lediglich 0,2 Gramm meiner Lunge zum einen nur acht Asbestkörperchen und zum anderen 44 Asbestkörperchen sowie sieben mit unbekannter Zentralfaser, hochgerechnet auf ein Gramm meiner Lunge. Obgleich es keinen Grenzwert gibt, kam sie zu dem Schluss, dass es sich noch nicht einmal um eine Minimalasbestose handele.

Klage zur Anerkennung der Asbestose

Der VdK nahm nach der Einreichung dieses Widerspruchs den Standpunkt ein, dass man die BG nicht ärgern dürfe! Daraufhin entzog ich dem VdK das Mandat und schloss mich der Asbestose-Selbsthilfegruppe an, die mir half, geeignete Gutachter und Rechtsanwälte für meinen Fall zu finden. Ich bekam Kontakt zu dem Arbeitsmediziner Prof. Schneider und zur Anwaltskanzlei Battenstein/Battenstein. Diese Kanzlei stellte nach Ablehnung des Widerspruchs Klage beim Sozialgericht Gießen zur Anerkennung der Asbestose als Berufskrankheit und für eine Entschädigungszahlung.

Gleichzeitig reichte ich sowohl bei der Geschäftsführung der BG Holz und Metall (an die der Fall zwischenzeitlich wegen Zuständigkeit abgegeben wurde) als auch beim Bundesversicherungsamt Beschwerden ein. Von beiden erhielt ich eine Absage, weshalb ich an den Petitionsausschuss des Deutschen Bundestages schrieb. Hier bekam ich nur einen ähnlichen Text wie von der BG, ansonsten tat sich nichts.

Mit großem Glück erhielt ich 2011 eine neue Lunge und damit die Chance auf ein neues Leben. Leider gab es Probleme während und nach der OP. Mehrere Schlaganfälle und Lungenentzündungen sowie langes Koma waren die Folgen. Der Heilungsprozess wurde noch weiter zurückgeworfen, als ich mir 2012 bei einem Sturz in der Reha-Klinik einen Bruch des vierten Lendenwirbels zuzog. Auch für meine Angehörigen waren die letzten zehn Jahre eine schwere Belastung. Gerade die letzten fünf

Jahre waren extrem schwierig. Das gipfelte dann in dem halben Jahr nach der Transplantation, in dem ich mehr tot als lebendig war. Jeden Tag erhielt meine Frau eine neue negative Nachricht.

Das Gericht beauftragte 2012 den Gießener Arbeitsmediziner Prof. Dr. Schneider mit dem Zusammenhangsgutachten. Er stellte fest, dass eine Arbeitsanamnese im Vollbeweis vorhanden ist, dass von der BG sogar über 31 Faserjahre festgestellt waren (unter reduzierten Werten) und dass Veränderungen der Lunge in Form einer Lungenfibrose erkennbar sind. Er kam zu dem Ergebnis, dass es sich hier mit höchster Wahrscheinlichkeit um eine Asbestose im Sinne der BK 4103 handele.

Der Widerspruch der BG Holz und Metall erfolgte natürlich sofort, allerdings ohne überzeugende Argumente. Es wurde die ihrer Meinung nach zu geringe Fasermenge in der Lungengewebsprobe beanstandet. Sie forderten das Sozialgericht Gießen auf, einen anderen, vermutlich der BG zugetaneren, Gutachter zu beauftragen.

Nach Erstellung des Gutachtens regte sich neun Monate fast nichts. Es war eine zermürbende Zeit.

Zwischenzeitlich drehten wir für die ZDF-Sendung »Planet e« den Film »Asbest-Fluch der Todesfaser«, der noch heute im Internet zu finden ist.

Am 8. Mai 2013 wurde mir schließlich der Gerichtstermin beim SG Gießen mitgeteilt, welcher am 14. Juni 2013 stattfand. Das Gericht verurteilte die BG dazu, die Asbestose gemäß BK 4103 als Berufskrankheit anzuerkennen und Entschädigungsleistungen zu zahlen. Laut Gericht gab es keine Zweifel an meiner asbestbedingten Berufskrankheit.

Die BG ging nicht in Berufung und zahlt mir inzwischen eine Rente, welche aber mit der von mir in über 45 Jahren erworbenen Altersrente verrechnet wird.

Auch die Erstattung meiner Auslagen (Medikamente usw.) gestaltet sich schwierig. Alles muss über meinen Anwalt laufen. Meine Kosten für die Anwälte gehen in die Tausende und ein Ende ist nicht abzusehen. Es landet sicher wieder alles vor Gericht.

Ein Traum wird zerstört

Ilse Meier* berichtet über den verlorenen Kampf gegen den Krebs und die BG

Mein Mann Horst Meier* begann am 1. Dezember 1966 seine Ausbildung zum MSR-Mechaniker (Mess-, Steuer-, Regelungstechnik) im Kraftwerk Robert Frank in Landesbergen. Nach Beendigung des Studiums arbeitete Horst vom 1. Februar 1979 bis zum 30. Juni 1982 in der Bauleitung des Kraftwerks in Mehrum. Vom 1. Juli 1982 bis zum 31. Dezember 2002 wurde er als Abteilungsleiter der Leittechnik im Kraftwerk Heyden in Petershagen-Lahde beziehungsweise später auch im Kraftwerk Robert Frank in Landesbergen eingesetzt. Letztlich arbeitete Horst vom 1. Januar 2003 bis zum 31. August 2004 bei Traba-Germania in Hannover.

Der furchtbare Verdacht: ein Tumor

Gesundheitliche Belastungen, die dann zur Entdeckung der Krebserkrankung führten, traten im April 2011 auf. Horst bekam einen starken Husten, der nach drei Wochen eher schlimmer anstatt besser wurde. Daraufhin ging er zum Hausarzt, wo er zuerst normale Medikamente gegen Husten verordnet bekam. Als dann nach etwa einer Woche immer noch keine Besserung eingetreten war, erfolgte die Überweisung zum Radiologen.

Beim Röntgen war sogleich der furchtbare Verdacht da, dass es sich um einen Tumor handele. Sofort wurde ein CT durchgeführt. Und die Befürchtung bestätigte sich: Ein großflächiger Tumor an der Lunge und am Rippenfell wurde festgestellt. Am nächsten Tag kam mein Mann per Notaufnahme ins Klinikum Minden. Es wurden umfangreiche Untersuchungen gemacht sowie über eine Punktion Tumorgewebe entnommen.

Mitte Mai 2011 wurde Horst zunächst nach Hause entlassen, bis das Ergebnis der Gewebeproben-Untersuchung vorlag. Es bestand der dringende Verdacht auf ein »Mesotheliom rechts parasternal«. Die Berufsgenossenschaft Energie Textil Elektro Medienerzeugnisse (ETEM), Braunschweig, wurde wegen des Verdachts auf eine berufsbedingte Erkrankung eingeschaltet und entsprechende Anträge gestellt, da Horst früher, vor dem Asbestverbot, häufig damit in Berührung gekommen war.

Beim Entlassungsgespräch aus dem Klinikum Minden empfahl der Oberarzt Dr. Euler* meinem Mann, einen Termin in der Thoraxklinik in Heidelberg zu machen. Er bekam dort einen Termin Ende Mai 2011. Am selben Tag erhielt mein Mann ferner einen Anruf von der Onkologie des Klinikums Minden, dass die Gewebeprobe, die inzwischen auch zur Pathologie der Uniklinik Bochum eingeschickt worden sei, keine eindeutige Zuordnung der Krebsart zulasse.

Nach drei Gewebeuntersuchungen immer noch keine Klarheit

In Heidelberg wurden umfangreiche Untersuchungen vorgenommen und minimalinvasiv eine größere Gewebeprobe entnommen sowie die inzwischen mit dem Rippenfell verwachsene Lunge wieder getrennt. Anfang Juni 2011 wurde Horst dann aus der dortigen Chirurgie entlassen, wartend auf den histopathologischen Befund. Anfang Juli wurde in Heidelberg eine Chemotherapie mit Cisplatin und Gemcitabine eingeleitet, obwohl sowohl die hauseigene Pathologie der Klinik als auch die Pathologie der Uni Bochum keine eindeutige Histologie ermitteln konnten. Aufgrund der unklaren Histologie veranlasste die BG eine weitere Gewebeuntersuchung beim Klinikum Bremen-Mitte, die ebenfalls kein eindeutiges Ergebnis brachte.

Mein Mann bekam in der Thoraxklinik Heidelberg insgesamt in sechs Zyklen eine Chemotherapie verabreicht. Sie führte bis zum dritten beziehungsweise vierten Zyklus eindeutig zu einem Rückgang des Tumors, ab dem fünften Zyklus war dieses jedoch nicht mehr ganz klar.

Danach holte sich Horst eine Zweitmeinung in der Klinik Witten-Herdeke. Dort war der Arzt auch der Meinung, dass eine Chemotherapie nicht mehr viel bringe, und schlug eine alternative Behandlung vor, die er dann in einer Privatpraxis in Hannover bekam. Ein paar Monate ging es meinem Mann damit ganz gut, aber langsam wurde sein Zustand immer schlechter.

Ablehnung der Berufskrankheit

Die BG schickte uns den Bescheid über die Ablehnung einer Berufskrankheit am 10. Juli 2012 zu. Mein Mann hat mit Schreiben vom 17. Juli auf Grund der Aktenlage die Ablehnung akzeptiert und gleichzeitig eine Obduktion veranlasst, die nach seinem Tod durchgeführt werden sollte.

In etwas mehr als einem Jahr gab es insgesamt fünf Gutachter, die im Prinzip immer zu dem Ergebnis kamen, dass keine Berufskrankheit vorliege. Mein Mann, Horst, verstarb Mitte August 2012 im Alter von 63 Jahren.

Aufgrund der Obduktionsergebnisse habe ich Anfang Mai 2013 Widerspruch gegen das ablehnende Urteil der Hinterbliebenenleistungen der BG vom 23. April 2013 eingelegt. Im Februar 2014 habe ich den endgültig ablehnenden Widerspruchsbescheid erhalten.

Während der gesamten Zeit, als mein Mann noch lebte, und auch nach seinem Tod, als es um die Anerkennung als Berufskrankheit ging, war die psychische Belastung natürlich immer da. Weil die Berufskrankheit aber von keinem Gutachter diagnostiziert wurde, muss ich es als schicksalhaft hinnehmen und kann es dennoch nicht verstehen. Ich bin froh, dass mein Mann das Widerspruchsverfahren nicht erleben musste. Er hätte den Glauben an die Gerechtigkeit verloren. Auch ich frage nach dem »Warum«. Wie gerne hätte mein Mann Horst seine Enkelkinder aufwachsen sehen, sich noch weiter mit seinen Hobbys rund um Haus und Garten beschäftigt oder auch mit mir Reisen unternommen. Der Krebs hat ihm und uns diesen Traum zerstört. Lediglich um meine finanzielle Absicherung brauche ich mich nicht sorgen, da ich eine Betriebsrente von E.ON erhalte.

* *Name zur Wahrung der Anonymität geändert*

Asbest in der Arbeitsschutzkleidung

Franz Balzer

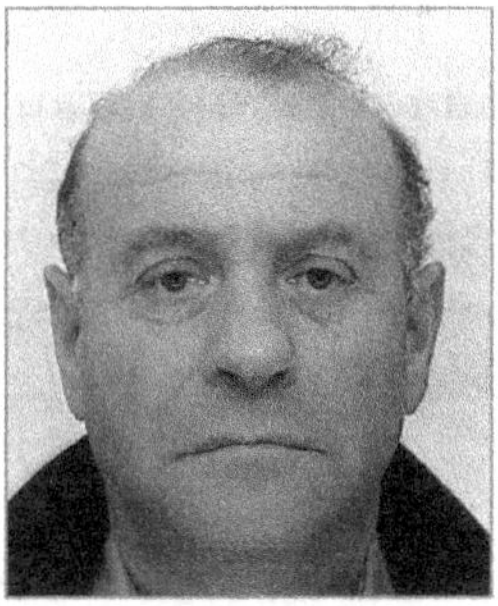

Ich begann im Jahr 1960 die Lehre als Maurer in der Abteilung Hochbau bei dem Unternehmen Hochtief AG in Essen. Ich beendete sie erfolgreich nach drei Jahren, blieb dort noch drei Monate und wechselte dann in die Abteilung Feuerungsbau. Dort erlernte ich von 1963 bis 1964 den Beruf des Feuerungs- und Ofenmaurers.

Mein erstes größeres Projekt, an dem ich mitarbeitete, war das erste RWE-Kraftwerk an der Viehoferstraße. Dort hatte ich schon während meiner Lehre gearbeitet. Es war die Geburtsstätte des heutigen Konzerns. Danach arbeitete ich an dem alten RWE-Kraftwerk Essen-Karnap – und später an den RWE-Kraftwerken Frimmersdorf, Knapsack, Niederaußem, Weisweiler, Fortuna und Neurath. Wären die Zechenkonzerne damals auf Zack gewesen, dann wäre die RWE gar nicht erst entstanden, denn sie hatten ja die Kohle.

»Erst später erfuhren wir von der Asbestose-Belastung«

Im Jahr 1970 war ich am Einbau des letzten, mehrere tausend Tonnen schweren Dampfkessels beteiligt. Dieser MAN-Kessel erzeugte tausend Tonnen Dampf pro Stunde und wurde mit Schamottmaterial eingemauert. Kurze Zeit später war ich dabei, als ein 2.000-Tonnen-Dampfkessel eingebaut wurde. Dieser wurde nur noch zum Teil eingemauert. Erst viel später erfuhren meine Kollegen und ich, dass dieses Kraftwerk, in dem die beiden Kessel eingebaut wurden, mit Asbest überbelastet war.

In der Zeit als Feuerungs- und Ofenmaurer waren auch Tätigkeiten für andere Stromkonzerne dabei. Zu diesen Tätigkeiten gehörten Neuanlagen, Umbauten und Heißreparaturen, zum Beispiel in Hüttenwerken, Kokereien, Glaswerken, Raffinerien und Chemie-Werken. In Kokereien zum Beispiel habe ich mitgemacht, als neue Heizwände gemauert wurden, und das bei 90 Grad.

Diese Arbeit war oft menschenunwürdig, aber wir waren jung und führten sie aus, ohne uns zu beschweren. Unsere Arbeitsschutzkleidung für heiße Arbeiten enthielt Asbest, genauso wie die Pappe, Schnüre und losen Fasern, außerdem die Isoliersteine und die keramischen Watten.

Atem- und Gehörschutz war zu der Zeit fast nicht vorhanden. Wenn neben einem Hochofen genietet wurde und man sich wegen des Lärms beschwerte, hieß es nur, wir sollten uns Watte in die Ohren stopfen. Staubmasken, wie sie heute Pflicht sind, waren zu der Zeit auch nicht üblich. Wir bekamen einen roten Schwamm, der irgendwann keine Luft mehr durchließ. Regelmäßige arbeitsmedizinische Untersuchungen gab es nicht.

Im Jahr 1976 habe ich meine Arbeit als Feuerungs- und Ofenmaurer beendet, weil immer weniger Neuanlagen gebaut wurden und man somit kaum feuerfeste Mauerung brauchte. Danach habe ich in einem Steinmetzbetrieb gearbeitet.

Nach über 43 Jahren musste ich meine Arbeit wegen meines Herzleidens aufgeben. Heute bin ich an Asbestose erkrankt.

1997 hatten zwei Ärztinnen den Verdacht auf Asbestose diagnostiziert und an die Bau-Berufsgenossenschaft gemeldet. Bis zum heutigen Tag gab es fünf Gutachter. Keiner hat auf eine Erwerbsminderung entschieden. Es erging ein Gerichtsentscheid. Beim zweiten Verfahren zog ich leider zurück. Ich hatte Angst wegen meiner akuten Herzerkrankung. Seit dem letzten Jahr habe ich Schmerzen auf der rechten Lungenseite. Im Januar habe ich mich in die Lungenklinik begeben. Es wurde eine Biopsie und eine Bronchoskopie gemacht. Gott sei Dank wurde bis jetzt kein Tumor gefunden. Aber durch den Asbestkontakt sind dort viele Rundherde und Verkalkungen auf der Pleura gefunden worden, die gefährlich werden können.

Die Arbeitsmediziner von heute, welche nach meiner Wahrnehmung alles versuchen, um keine Berufskrankheit zu diagnostizieren, sollten sich genau über die damalige Zeit und Arbeitsbedingungen informieren. Die meisten kennen sich mit Feuerungs- und Ofenanlagen offenbar nicht aus und wissen dementsprechend nicht, welche Risiken diese Tätigkeiten bergen. Da wir heute durch solche Arbeiten krank geworden sind, hätten diese Leute am liebsten, dass wir nicht mehr da wären, denn wir verursachen ja nur Kosten. Dabei haben wir unter schlimmen Bedingungen gearbeitet.

Langes Warten auf eine Stellungnahme

Ich habe lange überlegt, ob ich an meinen früheren Arbeitgeber, die RWE, schreiben sollte. Und als ein Kollege an Folgen der Asbestschäden starb, machte ich das dann. Am 11. Mai 2010 schrieb ich und hoffte, dass eine Stellungnahme zurückkommt, jedoch kam bisher nichts. Dabei müsste der damalige Chef, Herr Großmann, die Probleme kennen, er war früher Hüttenwerks-Direktor.

Mein Vater meinte schon immer: Das Pferd, das den Hafer einbringt, bekommt ihn nicht. Wenn man das alles so sieht, glaubt man nicht mehr an Gerechtigkeit. Menschen, die dieses Land mit aufgebaut haben, zählen nicht mehr.

Beurteilung nach Aktenlage und Telefon – statt Untersuchung

*Dietmar Sauer**

Ich wurde im Jahr 1941 geboren und begann mit 15 eine dreijährige Ausbildung zum Schiffbauer. Zu meinen Tätigkeiten zählten Facharbeiten im Schiffbau, Schiffneubau, Arbeiten am Dock, Reparaturen und teilweise die Tätigkeiten eines Schlossers und Maschinenbauers. Hierbei kam es immer wieder zu Gefährdungen durch Asbeststaub. 1975 legte ich die AdA-Prüfung (Ausbildung der Ausbilder) mit der Fachrichtung Schiffbau ab. Ab diesem Zeitpunkt arbeitete ich als Ausbildermeister, war 28 Jahre im Prüfungsausschuss und langjährig als Sicherheitsbeauftragter im Betrieb tätig. Ab Mai 1989 war ich Fachkraft für Arbeitssicherheit und Gesundheitsschutz.

Mit 60 Jahren ging ich im November 2001 freiwillig in Altersteilzeit und bin seitdem zu Hause bei meiner Familie. Ich hatte zu diesem Zeitpunkt 45,5 Jahre Werftarbeit geleistet. Seit 1975 bin ich beidseitig hörgeschädigt und trage links und rechts ein Hörgerät, was der Berufsgenossenschaft in Bremen auch gemeldet wurde. Ich habe mehrere Fachärzte und BG-Gutachter aufgesucht - sogar den berühmten Zehn-Prozent-Ohren-Papst in Köln -, jedoch schätzten alle die Schädigung auf nur zehn Prozent.

Mein Fall wurde auch zwei Mal vor dem Sozialgericht Aurich verhandelt, aber mir wurden wieder nur zehn Prozent Schädigung zugestanden. Daraufhin habe ich meinen Kopf in den Sand gesteckt. Auf Anraten meines Hausarztes sollte ich Aufregung vermeiden, da ein erhöhtes Herzinfarktrisiko bestehe.

Der Verdacht auf die Berufskrankheit »Asbestose« (BK 4103) wurde schon 1995 von der BG erfasst, nachdem der Betriebsrat stark unterstützt hatte. Eine Anerkennung als Berufskrankheit gibt es bis heute leider nicht.

Ich werde alle drei Jahre durch die Ärzte der Berufsgenossenschaft und dem normalen Arzt in Leer untersucht. Leider wurden weitere Untersuchungen, die ich in einem Brief an die Berufsgenossenschaft gefordert hatte, abgelehnt. Jedoch gab ich nicht auf und schrieb weiter an den Vorstand der BG. Dies half und ich bekam eine weitere Untersuchung bewilligt.

Dabei handelte es sich um Frau Prof. Dr. F. aus Bochum, welche mich nach Aktenlage und einem Telefonat beurteilte. Das Ganze fiel recht negativ für mich aus, denn sie lehnte eine Berentung oder Kur mit der Begründung ab, ich sei nicht krank genug. Auch die letzte Untersuchung 2013 beim Facharzt in Emden ergab keine Auffälligkeiten.

Ich lebe in der Hoffnung, dass die Asbest-Zeitbombe nicht in Form eines bösartigen Tumors explodieren wird, und genieße jeden Tag, der mir im Kreise meiner Familie vergönnt ist. Ich lebe gesund, schwimme gerne und rauche schon seit 45 Jahren nicht mehr.

Den Gutachtern der Berufsgenossenschaft traue ich nicht mehr. Widersprüche werden nach Aktenlage grundsätzlich abgelehnt. Deren Taktik scheint zu sein, dass man seine Ansprüche zurückschraubt und irgendwann aufhört, Widersprüche einzureichen. Auch das Aufklärungsgespräch bei der BG in Bremen zum Thema Asbest wurde mir mit der Begründung, ich sei nicht krank genug, abgelehnt.

Bei der ganzen Situation ist die psychische Belastung sehr groß. Nicht nur für mich persönlich, sondern auch für die Familie. Ich habe große Angst, dass die Krankheit sich verschlimmert und dann alles zu spät ist. Meine Ehefrau wäre durch die Berufsgenossenschaft gar nicht abgesichert.

* *Name zur Wahrung der Anonymität geändert*

»Asbest hat meinen Mann und mich krank gemacht«

Marianne B.

Ich bin Jahrgang 1935 und kam im Januar 1953 aus der ehemaligen DDR in den Kreis Schwäbisch Hall. Dort musste ich mich im Arbeitsamt melden. Bei der Firma REX in Vellberg bekam ich eine Stelle in der Asbestweberei zugewiesen, wo ich sieben Jahre am Webstuhl arbeitete. Jetzt habe ich mehr und mehr mit schwerer Luftnot zu kämpfen, weil sich die Asbestfasern einen Zentimeter dick in meinem Rippenfell und Zwerchfell festgesetzt haben.

1987 wurde dies von der BG Textil und Bekleidung als Berufskrankheit anerkannt. Meine jetzige Einstufung ist 40 Prozent Minderung der Erwerbsfähigkeit (MdE).

Arbeitskleidung zu Hause gewaschen

1954 lernte ich meinen Mann Augustin kennen, der auch in der Asbestweberei am Webstuhl arbeitete. Er war aus dem Schwarzwald nach Vellberg gekommen, weil die Firma REX Arbeitskräfte suchte. Nach kurzer Zeit wurde er Schichtleiter.

Die Nachfrage nach feuerfesten Geweben war beim Wiederaufbau in der Bundesrepublik sehr groß. Die Firma REX war 1952 gegründet worden, schon 1955 beschäftigte sie 240 Arbeiter und Arbeiterinnen. Es wurde hauptsächlich Weißasbest, aber auch Blauasbest verarbeitet. Ich habe in der Firma nie jemanden mit Mundschutz gesehen; auch an den Maschinen habe ich keine Absaugvorrichtung gesehen. Wir erhielten keinerlei Aufklärung über die Gefahren. Damals war es für Arbeiter und Arbeiterinnen normal, die Arbeitskleidung zu Hause zu waschen. Damit trugen wir die Asbestfasern in unser privates Umfeld.

Im August 1991, auf der Tagung »Arbeitsschutz am Beispiel Asbest« in Schwäbisch Hall, organisiert von der

Hans-Böckler-Stiftung und dem DGB Kreis Schwäbisch Hall/Hohenlohe, berichtete der Allgemeinmediziner Dr. Jürgen Hinz, dass bereits 70 Patienten seiner Praxis ihr Leben durch Asbest verloren hatten. Die Dunkelziffer dürfte weit höher liegen, da viele der Gastarbeiter, die in den 1950er-Jahren nach Deutschland gekommen waren, in ihre Heimatländer zurückgekehrt sind.

Mein Mann ließ sich zum Sprengmeister ausbilden und fand im Steinbruch Rüdel - 400 Meter neben dem REX-Werk gelegen - Arbeit. Auch dort erkrankten Arbeiter an Asbestose, da der Wind die leichten Fasern gut verteilen konnte. Auf Wiesen und Kühen, ja über ganz Vellberg lag dieser weiße Hauch. Von den damaligen Einwohnern leben nur noch wenige. Asbest war bei sehr vielen die Todesursache.

1962 gab es einen Wohnortwechsel nach Stuttgart, wo Augustin als LKW-Fahrer, später als Busfahrer bei der Deutschen Bahn arbeitete.

Die Erkrankungen beginnen

Zwar war mein Mann an seinen späteren Arbeitsstellen keinen Asbesteinwirkungen mehr ausgesetzt, jedoch kam es Anfang der 1980er-Jahre immer wieder zu Erkrankungen, die zu mehreren Operationen führten.

Anfang des Jahres 1984 unterzog er sich einer Sigmaresektion, also einer Entfernung des Dickdarm-Endes, weil bei ihm ein Karzinom T1 M0 N0 (Rektumkarzinom) festgestellt worden war. Mitte desselben Jahres erfolgte die Rückverlegung des künstlichen Darmausgangs. Die Lebensqualität wurde dadurch etwas gesteigert.

Im September 1984 erfolgte die erste onkologische Nachsorgeuntersuchung. Bis zum Sommer 1986 unterzog er sich fünf onkologischen Nachsorgeuntersuchungen. Sie waren alle unauffällig.

Anfang des Jahres 1987 musste bei ihm eine Cholecystektomie durchgeführt, also die Gallenblase entfernt werden. Im Herbst des Jahres wurde dann bei der onkologischen Nachsorgeuntersuchung der dringende

Verdacht auf einen Lungenrundherd ausgesprochen, weswegen mein Mann zur Abklärung ins Krankenhaus musste. Einige Tage vor Weihnachten 1987 wurde in der Klinik Schillerhöhe, Gerlingen, der Landesversicherungsanstalt Württemberg, Zentrum für Pneumologie und Thoraxchirurgie, der Verdacht auf einen Rundherd in der linken Lungenspitze bestätigt. Schichtaufnahmen zeigten bereits mehrere Herde und es wurde zu einer Operation geraten. Die Thorakotomie (chirurgische Öffnung des Thorax) zeigte aber, dass eine Entfernung des Rundherdes wegen gestreuter Metastasen nicht möglich war.

90.330 Asbestkörper in der Gewebeprobe

Im Herbst 1988 folgte die nächste onkologische Nachsorgeuntersuchung. Sie zeigte glatte Konturen der Sigmaresektion. Erst auf Drängen des Lungenfacharztes, den Augustin um eine Zweitmeinung aufsuchte, wurde die in der Klinik Schillerhöhe entnommene Gewebeprobe nach Bochum gesandt. Dabei fand man im Institut für Pathologie der Universitätsklinik Bergmannsheil Bochum 90.330 Asbestkörper in der Gewebeprobe und meldete das als Berufskrankheit. Einige Tage später wurde der Eingang von der BG Textil und Bekleidung bestätigt.

Im Frühling 1989 unterzog sich mein Mann einer Dünndarmresektion. Außerdem zeigte seine Thoraxaufnahme, dass die Metastasen leider an Zahl und Größe zugenommen hatten.

Im Sommer 1989 kam die Anerkennung der Asbeststaublungenerkrankung (Asbestose) als BK 4103. Es wurde jedoch ausgeschlossen, dass diese durch die Folgen des Sigmakarzinoms entstanden ist. Die Minderung der Erwerbsfähigkeit wurde auf nur 20 Prozent festgelegt.

Witwenrente abgelehnt

Am 6. November 1989 starb mein Mann, Jahrgang 1935, mit 54 Jahren am Sigmakarzinom. Deshalb gab es für mich keine Witwenrente. Dagegen ging ich gerichtlich vor und klagte 1990 vor dem Sozialgericht Stuttgart. Nach einem Gutachten verpflichtete das Gericht die BG zur Zahlung. Die BG legte jedoch Berufung ein.

Im Herbst 1995 wurde die Klage vom Landessozialgericht Baden-Württemberg abgewiesen, da das Gutachten und die Gegengutachten zwar die Möglichkeit einräumen, dass es einen Zusammenhang zwischen der Asbestgefährdung und dem Sigmakarzinom gibt, aber noch nicht genügend Fälle aufgetreten seien, um das als Beweis gelten zu lassen. Diese Ungerechtigkeit bei nachgewiesenen 90.330 Asbestkörpern in der Gewebeprobe der Lunge empört mich bis heute.

Die entfernten Darmteile wurden nicht auf Asbest untersucht.

Heute weiß man, dass die Asbestfasern im Körper wandern. Sie wurden schon im Gehirn, im Herzmuskel und in der Gebärmutter gefunden.

Der Kampf um die Anerkennung geht über den Tod hinaus

Roswitha Huber berichtet über das Schicksal ihres Gatten

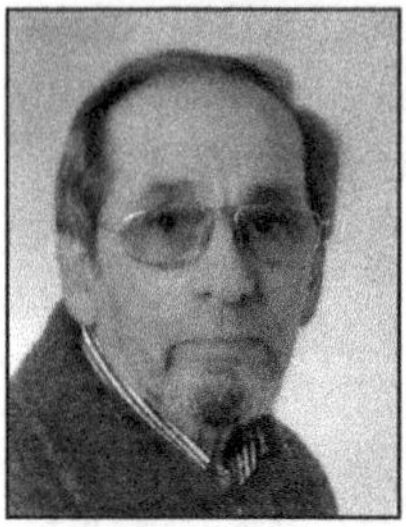

Mein Mann, Norbert Huber, wurde am 31. Juli 1938 geboren. Wir haben drei Kinder und führten eine glückliche Ehe.

Vom Beruf war er in der Zeit von 1953 bis 1969 Fliesenleger. Jedoch schied er wegen einer Zementallergie (Chromatallergie) aus. Bis zu seinem Tod erhielt er dafür eine BG-Rente.

Ab 1970 hatte er eine neue Arbeitsstelle bei der Deutschen Bundespost. Er führte Postfacharbeiten aus, wurde in dieser Zeit aber sehr oft krank. Er hatte Kniebeschwerden, Rückenschmerzen und sogar unerwartete Zusammenbrüche am Arbeitsplatz.

1991 wurde er vom Betriebsarzt als dienstuntauglich eingestuft. Daraufhin beantragte mein Mann Rente, was aber einen langen Kampf nach sich zog. Die Rente wurde erst 1994 genehmigt. Seit 1991 war mein Mann auch in ständiger ärztlicher Behandlung. Die Arbeitslosigkeit und die andauernden Untersuchungen zehrten an seinen Nerven, was man auch im Familienleben merkte. Er war sehr unausgeglichen.

Im Januar 2006 brach mein Mann plötzlich zusammen und verlor sein Bewusstsein. Er wurde in das Klinikum Ludwigshafen eingeliefert und es war ein Aufenthalt von fünf Tagen geplant. Ihm sollte ein Herzschrittmacher oder ein Stent gelegt werden.

Aus Tagen wurden Wochen. Da sein Zustand sich nicht besserte, folgte ein Röntgen des Thorax. Dabei wurde ein Schatten am Oberlappen des linken Lungenflügels festgestellt, was die ganze Stimmung bei uns runterzog. Mein Mann bekam Untersuchungen wie Bronchoskopie und eine Punktion der Lunge. Noch im Krankenhaus brach seine Lunge zusammen und er musste künstlich beatmet werden. Das Ganze war für uns sehr schrecklich und wir bangten als Familie um ihn.

Seitdem wurde die Lunge meines Mannes stetig durch Röntgenaufnahmen kontrolliert. Ende des Jahres 2008 hieß es von den Ärzten, wir könnten die Abstände nun vergrößern. Das machte uns Hoffnung, dass sich sein Zustand bessern würde. Wenn keine engmaschige Kontrolle mehr nötig war, konnte es doch nur etwas Gutes bedeuten.

Niederschmetternde Diagnose – niederschmetternde Ablehnung

2009 stand wieder eine Röntgenkontrolle an und wir gingen frohen Mutes hin. Unser positives Denken wurde aber durch die Diagnose zerstört: Der Schatten war von 2,8 cm auf 9,8 cm gewachsen. Regelrecht explodiert. Mein Mann meldete sich umgehend in der Thoraxklinik Heidelberg an und wurde am 30. März 2009 stationär aufgenommen.

Dort wurde er zum ersten Mal seit 1991 darauf hingewiesen, dass sein Zustand der Asbestbelastung geschuldet sein könnte. Als Fliesenleger war er den gefährlichen Asbestfasern ausgesetzt, jedoch gab es zu seiner Zeit keine Sicherheitsvorkehrungen oder Aufklärungen seitens des Arbeitgebers.

Damit war sein Todesurteil gesprochen. Die Ärzte meinten, es würde keine Operation helfen, man brauche es nicht zu versuchen. Wir waren am Boden zerstört und wussten nicht, an welche Hoffnung wir uns klammern sollten. Wir fühlten uns von allen verlassen und mein Mann seinem Schicksal übergeben.

Die Ärzte rieten zur Chemo oder Bestrahlung und letzen Endes bekam mein Mann beides. Jeden Tag konnte ich seinen Verfall mitverfolgen.

Die Ärzte meldeten es als Berufskrankheit (BK 4104 Lungenkrebs) bei der BG Bau in Karlsruhe und ein Mitarbeiter der BG kam zur Befragung meines Mannes. Es wurden Fragen über seinen ehemaligen Betrieb und die Arbeit auf Baustellen gestellt.

Als das Gesprächsprotokoll zur Unterschrift zu uns zurück kam, gab es den nächsten Schock. Mein Mann erkannte nichts wieder. Seine Aussagen wurden im Protokoll nicht so wiedergegeben, wie er sie im Gespräch meinte. Das wollte er nicht unterschreiben. Uns war natürlich klar, dass darauf eine Ablehnung der BG folgen würde.

Nach der erwarteten Ablehnung klagten wir vor dem Sozialgericht Speyer und wurden durch den DGB vertreten. Bei der Verhandlung wurden auch ehemalige Arbeitskollegen meines Mannes befragt. Die Sachlage sprach für uns. Dennoch folgte eine Ablehnung.

Das wollten wir nicht hinnehmen und widersprachen erneut. Leider befand auch die Gewerkschaft den Fall meines Mannes als aussichtslos und stand uns nicht mehr zur Seite. Wir fühlten uns von der Welt verlassen.

Zum Glück fanden wir eine Selbsthilfegruppe für Asbestosekranke, die uns weiterhelfen konnte. Die Leiterin vermittelte uns einen Anwalt für Sozialrecht. Dieser veranlasste zwei Gutachten, worauf vorher keiner kam. Eines der Gutachten wurde über die Faserjahre angelegt und das zweite war ein medizinisches von Prof. Dr. Baur.

Beide Gutachten bescheinigten meinem Mann eine Berufskrankheit (BK 4104) und dass er dabei war, an dieser zu sterben. Es wurde von einer Minderung der Erwerbsfähigkeit (MdE) von 100 Prozent ausgegangen und dass diese Ansprüche seit 2006 bestehen würden.

Daraufhin meinte die BG, dass wir die Klage zurückziehen sollten und sie nach den Gutachten entscheiden würden. Voller Hoffnung folgten wir dieser Bitte und wurden wieder enttäuscht. Die BG lehnte wieder ab. Wir fühlten uns betrogen und hintergangen.

Mit der Gesundheit meines Mannes ging es bergab. Es half keine Therapie mehr und wir konnten zusehen, wie er sich von der Welt verabschiedete. Am 9. September 2009 verstarb er.

Ich fühlte mich allein, aber ich kämpfte weiter

Ich ging in Berufung und gab nicht auf. So viel Ungerechtigkeit konnte einfach nicht echt sein. Mein Anwalt aus Münster riet mir, den Fall meines Mannes durch einen Kollegen aus Speyer vertreten zu lassen, weil dadurch weniger Kosten auf mich zukommen würden. Den neuen Anwalt fand ich durch den VDK-Sozialverband, da ich dort Mitglied bin.

Im Januar 2014 ging es in eine neue Runde vors Gericht. Ich benannte einen Gutachter, der gehört werden konnte, und nun warte ich seit dem 7. Juli auf Weiteres. Mein Leben ist durch Warten und Bangen bestimmt. Durch die Angst davor, was der BG Neues zur Ablehnung einfällt.

Ich habe das Gefühl, dass die Herren bei der BG noch nie erlebt haben, was ein durch Asbest kranker Mensch und seine Familie durchmachen. Die Verzweiflung, die Hoffnungslosigkeit, das Gefühl des Verlassenseins, davon haben sie keine Ahnung und können es auch nicht nachvollziehen. Ich wünsche auch niemandem, so was Grausames nachvollziehen zu können, aber ich wünsche mir Verständnis für die leidenden Menschen.

Wer einen lieben und fleißigen Mann bis zu seinem Tod begleitet hat, wird die Bilder des körperlichen Verfalls nicht mehr los: Die bleiben für immer lebendig und nehmen einem die Kraft zum Weiterleben.

Wir versuchten alles, um ihm zu helfen, und fielen dazu in ein tiefes - auch finanzielles - Loch, mit dem ich noch heute zu kämpfen habe. Der Weg, den mein Mann gesundheitlich gehen musste, war schmerzlich und grauenvoll. Deshalb gebe ich nicht auf. Denn so viel Ungerechtigkeit kann es auf der Welt nicht geben - oder nur bei der BG Bau in Karlsruhe.

Gerechnete Gesundheit – Faserjahre zwischen 12 und 44

*Michael Müller**

Ich wurde im März 1955 geboren und arbeitete während meines gesamten Berufslebens als Tischler und Tischlermeister. Meine Ausbildungszeit absolvierte ich von 1971 bis 1974 in der Schreinerei P. H. in G. Im Anschluss daran arbeitete ich bis 1978 in derselben Firma als Schreinergeselle und nach erfolgreichem Abschluss der Meisterschule bis März 1980 als Meister. Die Firma P. H. zählte zur damaligen Zeit mit ca. 25 Mitarbeitern zu einem der größten Schreinerbetriebe im Umkreis. Schwerpunkt des Leistungsspektrums war die Herstellung und Montage von Kunststoff- und Holzfenstern.

Am 1. April 1980 eröffnete ich eine eigene Tischlerei, zunächst als kleiner »Allroundbetrieb« mit den Tätigkeitsschwerpunkten: Bauschreinerei, insbesondere Dachgeschossausbauten und Möbelfertigung. Je weiter der Betrieb expandierte, umso mehr spezialisierte ich mich auf die reine Möbelfertigung, insbesondere auf den Ladenbau und die Einrichtung von Hotels und Verwaltungsgebäuden sowie Praxen. Bis zu meiner Lungenkrebsoperation im Februar 2011 war ich als selbstständiger Tischlermeister in der Geschäftsführung und der Produktionsüberwachung tätig.

Die niederschmetternde Diagnose

Ende 2009 verspürte ich zum ersten Mal stechende Schmerzen im rechten oberen Schulterbereich. Der konsultierte Orthopäde diagnostizierte nach einer CT-Untersuchung einen älteren Bandscheibenvorfall im Nackenbereich und Verschleißerscheinungen im Schultergelenk. Es folgten im Laufe des Jahres 2010 Stoßwellenbehandlungen, Massagen, manuelle Therapie, Wärmebehandlungen und Injektionen sowie Akupunkturbehandlungen. Alle

Therapieversuche führten leider nicht zur Linderung der Schmerzen, im Gegenteil, diese wurden immer stärker.

Im Januar 2011 schlug mir meine Frau vor, Professor G. in Bochum zu konsultieren. Erfreulicherweise bekam ich einen Behandlungstermin schon Mitte Januar. Das Untersuchungsergebnis war niederschmetternd: Nach der CT-Untersuchung wies mich Professor G. darauf hin, dass er zwei Schatten im rechten oberen Lungenflügel entdeckt habe und dieser Befund dringend mit einem Lungenfacharzt abzuklären sei. Er überwies mich sofort an Professor E. vom Thorax-Institut in Bochum.

Dieser diagnostizierte aufgrund der vorliegenden CT-Aufnahmen ein Bronchialkarzinom mit Metastasen im ersten Lungensegment. Er sprach von einem Tumor »ersten Grades«, der operativ vollständig entfernt werden könne.

Als ehemaliger starker Raucher erkundigte ich mich spontan bei Professor E., ob das Karzinom auf das Rauchen zurückzuführen sei. Dies verneinte Professor E. sofort und bestimmt. Auf die Frage, ob eventuell Asbest die Ursache sein könne, meinte er, dass dies durchaus möglich sei.

Zur Operation wurde ich wenige Tage später ins Evangelische Krankenhaus Herne überwiesen, die am 16. Februar 2011 von Chefarzt Dr. E. H. durchgeführt wurde. Während der Operation musste durch eine plötzlich aufgetretene starke Blutung der gesamte Brustraum geöffnet werden. Bei der anschließenden Untersuchung der Lymphknoten an den Bronchien wurden zu unserem Entsetzen Metastasen gefunden, so dass eine Weiterbehandlung mit Chemotherapie und Bestrahlungen unumgänglich war. Diese Nachricht erschütterte mich bis ins Mark.

Dr. H. unterrichtete uns direkt nach der Operation darüber, dass er einen Antrag auf Anerkennung der Berufskrankheit 4104 (Lungenkrebs oder Kehlkopfkrebs) bei der Berufsgenossenschaft Holz und Metall (BGHM) gestellt habe, da bei der pathologischen Untersuchung des entfernten Gewebes Asbestfasern gefunden worden seien.

Taktlose BG-Mitarbeiter

Am 4. Mai 2011 führten zwei Mitarbeiter der BGHM bei uns zu Hause eine Befragung mit mir durch. Gleich zu Anfang der Befragung schockierten sie mich und meine Frau mit der lapidaren Bemerkung: »Die meisten an Lungenkrebs Erkrankten sehen wir sowieso nach fünf Jahren wieder.« Für einen Kranken, der zu diesem Zeitpunkt gerade die lebenslang maximale Anzahl an Bestrahlungen erhielt, war eine solche Bemerkung gnadenlos niederschmetternd und menschenverachtend.

Tapfer ließ ich mir dies jedoch vor den beiden Herren nicht anmerken und konnte mich, trotz der Schwäche durch Chemotherapie sowie die Behandlung mit einem Morphinpräparat, an viele Einzelheiten aus meiner Tätigkeit vor 40 Jahren erinnern. Besonders anschaulich erläuterte ich den beiden Herren eine Arbeitsart im damaligen Umgang mit Asbest: den Zuschnitt auf der Kreissäge im geschlossenen Raum ohne Absaugung, um den Funkenschlag und damit die Brandgefahr auszuschließen. Beide Herren winkten ab und meinten: »Ja, ja, Sie haben im üblichen Rahmen wie alle Schreiner Umgang mit Asbest gehabt.«

Auch den Hinweis auf andere Gewerke, die gleichzeitig an den Baustellen tätig waren, wie zum Beispiel die Putzer, die Asbestputz aufbrachten, wischten beide Herren vom Tisch.

Meine Frau und ich wurden von den beiden Herren in keiner Weise auf die große Bedeutung von Dauer und Intensität des Umganges mit Asbest hingewiesen. Der Begriff »Faserjahre« fiel nur am Rande und wurde nicht verständlich erläutert.

Wir hatten uns bis zu der Anhörung nicht intensiv mit der Thematik befasst, da ich das Operationstrauma aufarbeiten musste und mit den Nebenwirkungen der Bestrahlungen stark zu kämpfen hatte. Mein Allgemeinzustand war sehr bedenklich.

Neben den körperlichen Beschwerden mussten wir uns gleichzeitig um unsere finanzielle Situation sorgen, da ich mich körperlich und seelisch nicht imstande fühlte, die Firma, die ich alleine aufgebaut hatte und die jahrzehntelang unser gemeinsames Lebenswerk war, weiterzuführen. Die finanzielle Zukunft erschien uns beiden nur wie ein großes schwarzes Loch.

Eigenständige und akribische Suche nach Beweisen

Erst nach der Befragung begann meine Frau damit, im Internet zu recherchieren. Die Erfahrungsberichte, die sie dort fand, ließen unsere Hoffnung auf eine Anerkennung meiner Erkrankung als Berufskrankheit schnell schwinden. Als wir dann einige Monate später im August 2011 den Ablehnungsbescheid in Händen hielten, war dies eher die Bestätigung unser schlimmsten Befürchtungen als eine große Überraschung.

Im Internet war meine Frau bei ihren Recherchen auf die Kanzlei B. und B. aus Düsseldorf gestoßen. Unmittelbar nach Erhalt des Bescheides verabredeten wir uns mit Herrn B. zu einem Termin. Herr B. legte gegen den Bescheid Widerspruch ein, und nachdem dieser wiederum abgelehnt wurde, erhob er im Juli 2012 Klage beim Sozialgericht.

Gleichzeitig richtete meine Frau in meinem Namen eine Petition an den Petitionsausschuss des Bundestages, in der sie darauf hinwies, dass bei der Berechnung der Faserjahre die BGHM einige Jahre nicht berücksichtigt hatte und somit ein Verfahrensfehler vorlag. Erwartungsgemäß lehnte der Petitionsausschuss ihre Petition ab, weil das eingeschaltete Bundesversicherungsamt bei der Prüfung des BG-Bescheides ein »schlüssiges Ergebnis« herausgefunden habe. Diesen Sachverhalt hob der Anwalt der BGHM bei der Verhandlung vor dem Sozialgericht besonders hervor.

Kurzerhand schloss sich der Richter in der Verhandlung im Oktober 2012 diesem Urteil an und ging in keiner Weise auf die Argumentation unseres Rechtsanwaltes ein. Insbesondere der Antrag auf Bestellung eines unabhängigen Gutachters wurde ignoriert. Seltsamerweise wurde in der Verhandlung von 15,6 Faserjahren statt bisher von

12,2 gesprochen. Als meine Frau unseren Rechtsanwalt nach der Verhandlung darauf ansprach, erwiderte er, dass die BGHM nach dem schriftlichen Einwand meiner Frau aus dem September 2011, dass mehrere Jahre unberücksichtigt geblieben seien, eine neue Berechnung durchgeführt habe. Damit war das »schlüssige Ergebnis« doch ad absurdum gestellt worden; dies ist dem Richter aber leider nicht aufgefallen. In dieser »Gerichtsverhandlung« wurden lediglich die unterschiedlichen Positionen vorgelesen und vom Richter kam keinerlei Versuch, eine neutrale Instanz einzusetzen, um eine gerechte Einschätzung zu erlangen. Meiner Frau und mir kam es so vor, als ob weder der Richter noch die Anwälte dieser ersten Instanz irgendeine Bedeutung beigemessen hätten.

Unmittelbar nach dem Urteil legte unser Rechtsanwalt Berufung ein. Seit über drei Jahren, also bis heute, warten wir auf einen Verhandlungstermin.

Meine Frau war nach dieser Farce der »Verhandlung« äußerst aufgebracht und zornig, denn es widerstrebt ihrem Naturell, augenscheinliche Ungerechtigkeit einfach hinzunehmen. Deshalb recherchierte sie weiter eifrig im Internet und wurde fündig. Sie fand den BK-Report 2007, den Leitfaden der BG zur Vorgehensweise bei Anträgen zur Berufskrankheit 4104. Sie ließ den über 200 Seiten starken Report ausdrucken und arbeitete diesen komplett durch. Dabei verglich sie die dort aufgeführten Verfahrensanweisungen mit dem vorliegenden Bericht der BG in unserem Fall und konnte eklatante Fehler herausarbeiten. Besonders gravierend: Im BK-Report wird ausdrücklich verlangt, dass die Prüfer der BG den Erkrankten als Erstes nach möglichen Zeugen fragen müssen. Dies ist in meinem Falle nicht geschehen.

Daraufhin bat meine Frau meinen ehemaligen Chef, meinen ehemaligen Partner sowie einen langjährigen Mitarbeiter unserer Firma, eine Zeugenaussage zu machen. Alle drei erklärten sich sofort dazu bereit. Insbesondere die Aussage meines ehemaligen Chefs war von großer Bedeutung. Er bestätigte nicht nur die von mir beschrie-

Bestätigung

Hiermit bestätige ich, P. H., dass Herr Michael Müller, geb. am ... 1955, wohnhaft in G ..., in meiner damaligen Firma die Ausbildung zum Tischler absolviert hat und dort danach bis Oktober 1978 als Tischlergeselle und von Oktober 1978 bis zum 31.3.1980 als Tischlermeister beschäftigt war.
In dieser Zeit waren in meiner Schreinerei 20 bis 30 Mitarbeiter beschäftigt. Daher war mein Betrieb auf die Durchführung von Großprojekten im Bereich Fensterbau spezialisiert.
Im Zeitraum Ende der 1960er-Jahre bis Ende der 1970er-Jahre wurden Hunderte von Quadratmetern Glasalplatten für große Projekte in meiner Schreinerei zugeschnitten und auf den Baustellen montiert.
Die Arbeiten an diesen Glasalplatten gehörten ganztägig zum normalen Arbeitsalltag. Der Zuschnitt dieser Platten erfolgte, wie damals branchenüblich, auf der Kreissäge. Dabei wurde die Absaugung abgeschaltet, um zu vermeiden, dass der Funkenflug in den Spänebunker gelangen kann (Brandgefahr).
Da Herr Müller von 1971 bis 1974 als Lehrling in meinem Unternehmen beschäftigt war, hatte er nicht nur an seinem Arbeitsplatz direkten Kontakt beim Zuschnitt der Glasalplatten, sondern auch gegen Ende jedes Arbeitstages beim Säubern der Halle, da beim Zuschnitt der Glasalplatten eine Staubschicht entstand.
Nachfolgend können einige Beispiele von Großprojekten einen Eindruck über die Mengen an verarbeiteten Glasalplatten geben:

Beispiel 1: 48 + 20 Eigenheime auf der ... Straße in G.
Alle Häuser erhielten Fensterbrüstungen und Rolladenschürzen aus Glasalplatten.

Beispiel 2: 120 Wohnungen auf der … Straße in G.: Alle Balkontüren wurden mit Schürzen und Brüstungen aus Glasalplatten ausgestattet.

Beispiel 3: Hochhaus ... Straße in G.
Hier wurden 144 Wohnungen (280 Schürzen) mit Balkonschürzen und teilweise mit Brüstungen aus Glasalplatten ausgestattet.
Dieses Haus ist seit mehreren Jahren freigezogen (Bauruine), da es wegen zu starker Asbestbelastung als unbewohnbar eingestuft ist. Während des Fenstereinbaus wurde dort gleichzeitig Asbestspritzputz aufgebracht, den meine Mitarbeiter, wie Herr Müller, dort über Wochen mit einatmen mussten (Bystander-Tätigkeit).

Beispiel 4: Bauvorhaben ... Straße in D.
In diesem Bauvorhaben wurden 40 Wohnungen mit Brüstungen aus Glasalplatten an den Balkontüren und Balkonen ausgestattet.
Glasalbrüstungen an den Balkontüren und Balkonen bzw. Rolladenkästen gehörten in den 1970er-Jahren zum üblichen Standard.

Die Arbeiten an den vorgenannten Beispielprojekten dauerten jeweils mehrere Wochen/ Monate an. Alle vorgenannten Projekte können heute noch begutachtet werden.

Ich versichere, alle Angaben nach bestem Wissen aus der Erinnerung wiedergegeben zu haben.

G., den 4.12.2012

……………………………………………………

P. H.

bene Arbeitsart, er konnte uns noch mehrere Objekte namentlich benennen und hatte sich vor Ort auch schon sachkundig gemacht, dass einige Häuser bis heute nicht saniert worden sind.

Diese Zeugenaussagen leitete unser Rechtsanwalt bereits an das Berufungsgericht weiter. Vor kurzem fotografierte ich gemeinsam mit meiner Frau einige der noch nicht sanierten Häuser vor Ort und übermittelte die Bilder ebenfalls unserem Rechtsanwalt, in der Hoffnung, dass dadurch vielleicht etwas Bewegung in das Verfahren kommt und wir endlich einen Termin zur Berufungsverhandlung erhalten.

Weiterhin versuchte meine Frau händeringend, einen unabhängigen Sachverständigen zu finden, der uns ein objektives Gutachten erstellen kann. Zwei Professoren und ein ehemaliger Mitarbeiter der BG hatten dazu alle notwendigen Unterlagen einschließlich der Zeugenaussagen erhalten und alle drei Herren teilten uns mit, dass sie die Einschätzung meiner Frau teilen, dass die 25 Faserjahre bei mir erreicht sein müssten. Besonders der ehemalige Mitarbeiter der BG legte meiner Frau in einem Telefonat anschaulich dar, dass der Zuschnitt von Asbestplatten in geschlossenen Räumen die stärkste Gefährdung darstellt und zwar nicht nur allein durch diese Arbeitsart. Wegen der geringen Sinkgeschwindigkeit der Asbestfasern wäre allein schon das Betreten der Werkstatt am folgenden Tag eine erneute Gefährdung. Allerdings teilten die Herren meiner Frau ebenfalls mit, dass es müßig sei, ein Gutachten zu erstellen, da es ohnehin nicht vom Gericht anerkannt würde. Allein das Gericht kann einen Gutachter bestellen.

So bleibt uns nichts anderes übrig, als abzuwarten. Dies fällt sowohl meiner Frau als auch mir sehr schwer, da wir in 30 Jahren Selbstständigkeit stets gewohnt waren, zu handeln und ein Problem anzupacken. Wir haben in unserem Unternehmen stets die Zusammenarbeit mit der BG in Fragen der Unfallverhütung sehr ernst genommen, geschätzt und die Zahlung der hohen

Beiträge nie in Frage gestellt, da uns die Absicherung unserer Mitarbeiter immer wichtig war. Auch ich war als Unternehmer die meiste Zeit freiwilliges Mitglied der BGHM.

Das laufende Verfahren hat allerdings starke Zweifel in uns aufkommen lassen: Wie kann es sein, dass eine Unfallversicherung, die im Schadensfall zahlen soll, gleichzeitig als Gutachter auftreten darf? Wie kann es sein, dass bei Asbesterkrankungen das erhöhte »Todesfallrisiko« als Maßstab zur Mindestanforderung zur Anerkennung als Berufskrankheit herangezogen wird? Die Art und Weise, wie mit den Erkrankten umgegangen wird, kann man nur als menschenverachtend bezeichnen. Die Tatsache, dass Asbestfasern in der Lunge gefunden wurden, müsste doch eigentlich ausreichen. Der Verdacht liegt nahe, dass es schlicht und ergreifend zu viele Betroffene gibt und somit die Hürden zur Anerkennung einfach so hoch wie möglich gebaut werden.

Nachdem meine Frau die drei Zeugen befragt und die Aussagen an unseren Rechtsanwalt weitergeleitet hatte, waren wir beide recht euphorisch, dass die BG nunmehr doch einlenken und ihre Berechnungen korrigieren müsste, denn schließlich wurden damit meine vorangegangenen Aussagen bekräftigt und sogar noch erweitert.

Es folgten wiederum Monate des Wartens in Ungewissheit.

Unterschiedliche Berechnung der Faserjahre

Da sich durch die von uns im Oktober 2012 vorgelegten Zeugenaussagen erhebliche Zweifel an der Faserjahrberechnung der BGHM ergeben hatten, beantragte unser Rechtsanwalt beim Landessozialgericht im Juni 2013 ein unabhängiges, sozialmedizinisches Gutachten von Prof. Dr. Sch., dem Leiter der Sozialmedizinischen Abteilung der Universitätsklinik Gießen.

Daraufhin teilte das Landessozialgericht im Juli 2013 mit, dass eine medizinische Ermittlung von Amts wegen nicht vorgesehen sei.

Im September 2013 erhielten wir dann die Beweisanordnung des Landesgerichtes nach § 109 SGG, dass Prof. Dr. Sch. ein sozialmedizinisches Gutachten erstellen solle. Die Kosten in Höhe von 2.000 Euro gingen zu unseren Lasten.

Zum Glück hat diese unsere Rechtsschutzversicherung in vollem Umfang übernommen.

Zur Vorbereitung auf den Termin in Gießen forderte ich über das Sekretariat meines Rechtsanwaltes die Faserjahrberechnung der BG an. Meine Frau und ich waren ziemlich entsetzt, dass die ganze Berechnung aus lediglich drei Zeilen bestand.

Die Untersuchung in der Universitätsklinik Gießen fand im Oktober 2013 statt. Neben der ausführlichen medizinischen Untersuchung erfolgte auch eine Befragung durch den technischen Mitarbeiter, der eine eigene Faserjahrberechnung auf der Grundlage meiner Aussagen, der Faserjahrberechnung der BG und der Zeugenaussagen durchführte.

Einige Tage vor der Untersuchung erhielt ich ein Schreiben meines Rechtsanwaltes mit dem Bericht des Präventionsdienstes der BG aus dem März 2013, bezogen auf die vorgelegten Zeugenaussagen.

Dieser Bericht, mit Fotos unterlegt, bezog sich hauptsächlich auf die Zeugenaussage meines ehemaligen Chefs. Die Zeugenaussage meines ehemaligen Partners wurde gar nicht berücksichtigt, die dritte, von einem ehemaligen Mitarbeiter, nur mit einem Satz abgetan.

Es würde den Rahmen dieses Erfahrungsberichtes sprengen, wenn ich auf alle Einzelheiten darin eingehen würde. Nur so viel sei dazu gesagt: Der Mitarbeiter der BG versuchte in seiner Stellungnahme, Behauptungen durch besondere Vehemenz in der Ausdrucksweise als Tatsachen darzustellen. So stellte er die genannten Bauprojekte, die als Beispiele dienen sollten, als absolut dar und errechnete daraus fiktive Arbeitszeiten, die keinerlei Grundlagen hatten. Insbesondere bei der »Berechnung« der Zeiten für den Zuschnitt von Asbestzementfaserplatten hat er sich, wie unser Zeuge bei der Durchsicht der Stellungnahme spontan äußerte, »fachlich komplett disqualifiziert«.

Im November 2013 hat mein ehemaliger Chef in einer zweiten Zeugenaussage die Stellungnahme des Präventionsdienstes der BG Punkt für Punkt widerlegt und weitere Beispiele von Objekten benannt und mit Fotos untermauert, an denen ebenfalls Asbestzementfaserplatten verarbeitet wurden. Außerdem fiel ihm in diesem zweiten Gespräch ein, dass ein anderer Mitarbeiter, der wie ich in der damaligen Zeit viele Asbestzementfaserplatten zugeschnitten hatte, bereits Mitte der 1990er-Jahre an Lungenkrebs verstorben sei. Damals wurde allerdings versäumt, die Ursache dafür genauer zu ergründen. Auch diese Tatsache wurde in seiner Zeugenaussage dargelegt.

Laut Gutachter 100 Prozent MdE – BG dagegen

Anfang Dezember 2013 erhielten wir vom Landessozialgericht über unseren Rechtsanwalt das Gutachten von Professor Dr. Sch., in dem er zu dem Ergebnis kommt, dass die Voraussetzungen für die Berufskrankheit 4104 erfüllt sind und ich zu 100 Prozent berufsunfähig bin. Die Faserjahrberechnung seines Mitarbeiters ergab 25,7 Faserjahre. Das Sachverständigengutachten wurde der BG vom Landessozialgericht zur weiteren Stellungnahme gesandt.

Anfang März erhielten wir diese mit Datum aus dem Januar 2014 zur Kenntnisnahme.

Der Mitarbeiter der BG bestritt darin die Berechnungen des unabhängigen Sachverständigen und war zu keiner Änderung seiner Berechnungen bereit.

Aus dieser Stellungnahme wurde für uns ersichtlich, dass der BG anscheinend die zweite Aussage meines ehemaligen Chefs gar nicht vorlag, denn darauf wurde in keiner Weise in dem Schreiben eingegangen. Eine telefonische Rückfrage meiner Frau bei der BG bestätigte unsere Vermutung.

Da ich meinen Rechtsanwalt nicht erreichen konnte, sendete ich die fehlenden Unterlagen direkt an das

Landessozialgericht mit der Bitte um Weiterleitung an die BG.

Während der gesamten Zeit hatten meine Frau und ich Kontakt zu dem ehemaligen Mitarbeiter der BG, den wir über ein Internetforum kennengelernt hatten und der uns seine Unterstützung angeboten hatte. Dieser Herr hatte von meiner Frau stets Kopien des gesamten Schriftwechsels erhalten. Er machte uns darauf aufmerksam, dass die dritte Zeugenaussage, die meines ehemaligen Mitarbeiters, bisher überhaupt nicht in Betracht gezogen worden sei. Aus eigener Erfahrung wusste er aber, dass die darin beschriebenen Arbeiten doch von erheblicher Bedeutung sind.

Es folgte ein etwas heftiger Schriftwechsel mit unserem Rechtsanwalt, da wir nun gänzlich darüber verunsichert waren, welche Unterlagen wem wohl tatsächlich weitergeleitet worden waren.

In unserer Not wandte sich meine Frau an den ehemaligen Mitarbeiter der BG und bat ihn, da er anscheinend der Einzige war, dem wirklich alle Unterlagen komplett vorlagen, eine Faserjahrberechnung durchzuführen. Wenige Tage später erreichte uns das Ergebnis per E-Mail und führte bei meiner Frau zu einem Tränenausbruch: Diese Faserjahrberechnung ergab in der Summe 44,4 Faserjahre!

Es ist kaum zu fassen, wie unterschiedlich die beiden Faserjahrberechnungen der BG und des ehemaligen Mitarbeiters sind: Die eine umfasst ganze drei Zeilen, die des ehemaligen Mitarbeiters sieben Seiten!

Diese Berechnung wurde natürlich sofort über unseren Rechtsanwalt an das Landessozialgericht weitergeleitet, mit der Bitte um einen Erörterungstermin.

Und nun warten wir wiederum bereits seit Monaten auf die Reaktionen des Gerichts und der BG.

Bei jedem Gang zum Briefkasten schauen wir gespannt, ob wir den Briefkopf unseres Rechtsanwaltes erkennen können. Leider enthielten aber die beiden Briefe, die von ihm kamen, nur wieder ablehnende Bescheide der BG zu Zusatzanträgen, die unser Rechtsanwalt hilfsweise eingereicht hatte, zum einen der Antrag nach § 9 Abs. 1 SGB VII zur Berufskrankheit 4103 (Asbestose) und zum anderen nach § 9 Abs. 2 SGB VII zur Anerkennung des Lungenkrebses als Quasiberufskrankheit.

Somit bleibt uns nur die Hoffnung, dass auch das Gericht nun erkennt, dass die Vorgehensweise der BG in unserem Verfahren sehr nachlässig und fehlerhaft war.

Alles hängt davon ab, ob das Gericht die Faserjahrberechnung des ehemaligen Mitarbeiters der BG anerkennt und ob dieser gegebenenfalls doch bereit ist, vor Gericht für uns als Zeuge auszusagen. Bisher hat er dies mit Rücksicht auf seinen ehemaligen Arbeitgeber verweigert.

Die Problematik bei der Faserjahrberechnung besteht darin, dass es keine anerkannten unabhängigen Gutachter gibt. Der Mitarbeiter von Prof. Dr. Sch. sagte mir telefonisch, dass er diese Berechnungen nur in Zusammenhang mit dem medizinischen Gutachten seines Chefs macht und nicht vor Gericht als Gutachter erscheinen kann und darf. Ihm haben wir die Berechnungen des ehemaligen BG-Mitarbeiters zur Prüfung übersandt. Aber mehr als eine allgemeine Zustimmung konnte er dazu nicht abgeben.

Keine Anerkennung – keine Absicherung

Zum Glück hat sich mein gesundheitlicher Zustand stabilisiert. Mein Immunsystem ist nicht mehr ganz so anfällig wie noch in den vergangenen Jahren seit der Operation, als ich immer wieder mit Lungenentzündungen zu kämpfen hatte. Meine Produktion habe ich direkt nach der Operation komplett eingestellt, meine Gewerbeimmobilie konnte ich verpachten. Heute betreue ich noch in geringem Maße, so wie es meine Gesundheit zulässt, meine Stammkunden und arbeite mit Kooperationspartnern zusammen. Mir bleibt, trotz meines Gesundheitszustandes, gar nichts anderes übrig, als noch weiter zu arbeiten, da ich keine andere finanzielle Absicherung habe.

* *Namen wurden zur Wahrung der Anonymität geändert.*

Faserjahrberechnung des ehemaligen BG-Mitarbeiters

geb.: 27.03.1955								
Firma	Beschäf. Zeit von-bis	Tätigkeit Bemerkungen	Art der Exposition, sonstige relevante Schadstoffe	Angaben zur Exposition	Besch äf. Dauer [J]	Expos. Anteile	Expos. Dauer [J]	Expos. Höhe [F/cm³] (Datenherkunft)
	04.02.1971 31.03.1980	Auszubildender Tischler und Tischlergeselle	nicht bekannt	Zuschnitt mit dem Messr und Verarbeitung von textilen gewebten Asbestmatten (Tücher) auf Montagebaustellen im Baubereich an Heizkörpern.	9,153	0,1250 (5 h/W)	1,144	3,00 ((BK-Report "Faserjahre" 1/2013, Tab. 7.4))
2.	04.02.1971 31.03.1980	Auszubildender Tischler und Tischlergeselle	quarzhaltige Feinstäube	Zuschnitt von Asbestzementplatten in der Werkstatt auf einer Formatkreissäge ohne Absaugung und Atemschutz.	9,153	0,1250 (5 h/W)	1,144	6,40 ((BK-Report "Faserjahre 1/2013 Tab. 7.10))
3.	04.02.1971 31.03.1980	Auszubildender Tischler und Tischlergeselle	quarzhaltige Feinstäube	Anpassung und Zuschnitt von Asbestzementplatten mit Trennschneidern (Flex) auf Montagebaustellen im Baubereich	9,153	0,0125 (0,5 h/W)	0,114	60,00 ((BK-Report "Faserjahre" 1/2013, Tab. 7.10)

geb.: 27.03.1955								
Firma	Beschäf. Zeit von-bis	Tätigkeit Bemerkungen	Art der Exposition, sonstige relevante Schadstoffe	Angaben zur Exposition	Besch äf. Dauer [J]	Expos. Anteile	Expos. Dauer [J]	Expos. Höhe [F/cm³] (Datenherkunft)
4.	04.02.1971 31.03.1980	Auszubildender Tischler und Tischlergeselle	quarzhaltige Feinstäube	Asbeststaubexposition als Bystander in der Werkstatt nach der Verarbeitung der Asbestzementplatten auf der Formatkreissäge, so wie bei Reinigungsarbeite in der Werkstatt mit Besen, Handfeger so wie Abblasen der Maschinen und Werkbänke mit Druckluft.	9,153	0,2500 (10 h/W)	2,288	0,64 ((BK-Report "Faserjahre" 1/2013 7.10)
5. Holzverarbeitende Werkstatt Mühlenbruch GmbH Gladbeck	01.04.1980 31.12.1987	Mitarbeitender Tischlermeister	quarzhaltige Feinstäube	Zuschnitt von Asbestzementplatten auf einer Formatkreissäge in der Werkstatt ohne Absaugung und Atemschutz.	7,753	0,1000 (4 h/W)	0,775	6,40 ((BK-Report "Faserjahre" 1/2013, Tab. 7.10))

geb.: 27.03.1955								
Firma	Beschäf. Zeit von-bis	Tätigkeit Bemerkungen	Art der Exposition, sonstige relevante Schadstoffe	Angaben zur Exposition	Besch äf. Dauer [J]	Expos. Anteile	Expos. Dauer [J]	Expos. Höhe [F/cm³] (Datenherkunft)
6.	01.04.1980 31.12.1987	Mitarbeitender Tischlermeister	quarzhaltige Feinstäube	Asbeststaubexposition als Bystander in der Werkstatt nach der Verarbeitung der Asbestzementplatten auf der Formatkreissäge, so wie bei Reinigungsarbeiten in der Werkstatt mit Besen, Handfeger, so wie Abblasen der Maschinen und Werkbänke mit Druckluft.	7,753	0,2500 (10 h/W)	1,938	0,64 ((BK-Report "Faserjahre" 1/2013, Tab. 7.10))

geb.: 27.03.1955

Beschäf. Zeit von-bis	Tätigkeit Bemerkungen	Art der Exposition, sonstige relevante Schadstoffe	Angaben zur Exposition	Beschäf. Dauer [J]	Expos. Anteile	Expos. Dauer [J]	Expos. Höhe [F/cm³] (Datenherkunft)	Faser jahre
01.04.1980 31.12.1987	Mitarbeitender Tischlermeister	quarzhaltige Feinstäube	Anpassung und Zuschnitt von Asbestzementplatten mit Trennschneidern (Flex) auf Montagebaustellen in Baubereich.	7,753	0,0125 (0,5 h/W)	0,097	60,00 ((BK-Report "Faserjahre" 1/2013, Tab. 7.10))	5,80

geb.: 27.03.1955

Beschäf. Zeit von-bis	Tätigkeit Bemerkungen	Art der Exposition, sonstige relevante Schadstoffe	Angaben zur Exposition	Beschäf. Dauer [J]	Expos. Anteile	Expos. Dauer [J]	Expos. Höhe [F/cm³] (Datenherkunft)	Faser jahre
01.01.1988 31.12.1994	Mitarbeitender Tischlermeister	nicht bekannt	Demontage asbesthaltiger Wand-, Decken- und Säulenverkleidungen in verschiedenen Karstadt Filialen. (ca. 3 Monate/Jahr)	7,000	0,2500 (21 M/Beschäftigungsdauer)	1,750	5,00 ((BK-Report "Faserjahre" 1/2013, Tab. 7.11))	8,80

geb.: 27.03.1955

Beschäf. Zeit von-bis	Tätigkeit Bemerkungen	Art der Exposition, sonstige relevante Schadstoffe	Angaben zur Exposition	Beschäf. Dauer [J]	Expos. Anteile	Expos. Dauer [J]	Expos. Höhe [F/cm³] (Datenherkunft)	Faser jahre
01.01.1988 31.12.1991	Mitarbeitender Tischlermeister	quarzhaltige Feinstäube	Asbeststaubexposition als Bystander in der Werkstatt nach der Verarbeitung der Asbestzementplatten auf der Formatkreissäge, so wie bei Reinigungsarbeiten in der Werkstatt mit Besen, Handfeger, so wie Abblasen der Maschinen und Werkbänke mit Druckluft. Bis zum Verwendungsverbot dem 01.01.1992	4,000	0,1500 (6 h/W)	0,600	0,64 ((BK-Report "Faserjahre" 1/2013, Tab. 7.10))	0,40

geb.: 27.03.1955

Beschäf. Zeit von-bis	Tätigkeit Bemerkungen	Art der Exposition, sonstige relevante Schadstoffe	Angaben zur Exposition	Beschäf. Dauer [J]	Expos. Anteile	Expos. Dauer [J]	Expos. Höhe [F/cm³] (Datenherkunft)	Faser jahre
01.01.1988 31.12.1991	Mitarbeitender Tischlermeister	quarzhaltiger Feinstaub	Zuschnitt von Asbestzementplatten auf einer Formatkreissäge in der Werkstatt ohne Absaugung Atemschutz. Bis zum Verwendungsverbot dem 31.12.1991	4,000	0,0750 (3 h/W)	0,300	6,40 ((BK-Report "Faserjahre" 1/2013, Tab. 7.10))	1,90
01.01.1988 31.12.1991	Mitarbeitender Tischlermeister	quarzhaltige Feinstäube	Anpassung und Zuschnitt von Asbestzementplatten mit Trennschneidern (Flex) auf Montagebaustellen im Baubereich. Bis zum Verwendungsverbot dem 31.12.1991	4,000	0,0094 (1,5 h/M)	0,038	60,00 ((BK-Report "Faserjahre" 1/2013, Tab. 7.10))	2,30
							Summe der Faserjahre:	**44,4**

Faserjahrberechnung von der BG

[illegible]

Ermittlung der Faserjahre vom 20.05.

Versicherter: [redacted] **geb.: 27.03.1955** **AZ: 201100149031**

Firma	Beschäft.-Zeit von-bis	Tätigkeit Bemerkungen	Art der Asbest-Exposition	Sonstige Lungenschadstoffe	Beschäft.-Dauer [J]	Expos. Anteile	Expos. Dauer [J]	Expos. Höhe [F/cm³] (Datenherkunft)
1. [redacted] Gladbeck	04.02.1971 31.03.1979	Tischler	Zuschnitt und Montage von Asbestmatten		8,153	0,0750 (12 h/M)	0,612	2,000 (BK-Report "Faserjahre" 1/2007, Tab. 7,18)
2.	04.02.1971 31.03.1979	Tischler	Zuschnitt und Montage von Brandschutzplatten		8,153	0,1250 (5 h/W)	1,019	6,600 (BK-Report "Faserjahre" 1/2007, Tab. 7.11)
3. [redacted] Gladbeck	01.04.1980 01.10.1986	Tischler	Zuschnitt und Montage von Brandschutzplatten		6,504	0,1000 (4 h/W)	0,650	6,600

Summe der Faserjahre:

Bemerkung:

Unterschrift: **Gedruckt am: 20.05.2011**

Zusammenfassende Beurteilung

Lfd. Nr. / Betrieb		Mitgliedsbetrieb ja	Mitgliedsbetrieb nein	Faserjahre
1		X		7,9
2		x		4,3
		Summe Faserjahre		12,2

Asbestose ist eine tickende Zeitbombe

*Werner Kaiser**

Aktuell bin ich 63 Jahre alt und habe von April 1967 bis März 1970 eine Lehre zum Schiffbauer auf einer Werft gemacht. Im zweiten und dritten Lehrjahr war ich auf dem Schnurboden tätig, unter dem sich die Tischlerei befand. Dort wurde viel mit Asbestplatten gearbeitet, und wir, die Handwerker vom Schnurboden, waren oft dort, um Schablonen zuzuschneiden.

Ab 1970 war ich auf der alten und neuen Werft als Geselle im Schiffbau tätig. Ich arbeitete in den Bereichen Dock, Bordmontage und Werkstatt. In diesen Bereichen kam ich sehr oft mit asbesthaltigen Materialien in Kontakt. Asbestdichtungen, Asbesttücher und Spritzasbest gehörten zu meiner täglichen Arbeit. Beim Zusammenkehren mit dem Handfeger, was nach getaner Arbeit üblich war, wurde viel Asbeststaub aufgewirbelt, den ich dann einatmete.

Bevor ich zwischen 1985 und 2004 voll erwerbsunfähig wurde, war ich als Arbeitsvorbereiter tätig. Dabei arbeitete ich viel auf Reparaturschiffen, welche im Dock lagen und auf denen viel Asbest verbaut wurde.

2009 wird erstmals Asbestose vermutet

Schon vor 2003 merkte ich, dass es mir gesundheitlich nicht mehr sehr gut ging. Bei den ärztlichen Untersuchungen, die alle zwei Jahre stattfanden, beschrieb ich, dass ich mit Husten und erschwerter Atmung zu tun hatte, jedoch wurde dem keine Beachtung geschenkt.

Der erste Verdacht eines Arztes wurde im Februar 2009 ausgesprochen. Dr. S. aus Leer wollte eine Zweitbeurteilung, welche in Papenburg im Juni desselben Jahres durchgeführt wurde. Das Ergebnis zeigte, dass ich Pleuraplaques mit erheblichen Kalzifikationen hatte und eine Asbestose anzunehmen sei. Eine Tumorformation war nativ diagnostisch nicht auszuschließen.

Ende Juni 2009 kam ein Schreiben der Berufsgenossenschaft, welches mir mitteilte, dass sie von meiner Erkrankung Kenntnis erhalten habe. Außerdem stand da, dass sie prüfen würde, ob es sich dabei um eine Berufskrankheit handele und mir Leistungen zustünden.

Ein weiterer Brief von der BG kam im Juli, in dem ich zu einer Asbestose-Sprechstunde im August eingeladen wurde. Komisch fand ich, dass in diesem Schreiben nur von einem Verdacht auf Asbestose gesprochen wurde, denn in der Zweitbeurteilung aus Papenburg klang alles nach einer sicheren Asbestose.

Kurz nach dieser Sprechstunde, in welcher nur auf die Gefahren einer Asbestose hingewiesen wurde, reichte ich den ersten Antrag auf Entschädigung ein.

Die Asbestose blieb zwei Jahre lang ohne Entwicklung, allerdings war es eine tickende Zeitbombe. Man wusste nie, wann etwas passieren könnte.

Insgesamt gab es vier Gutachten, je eines in Aurich und Emden und zwei in Bremen. Das zweite Gutachten aus Bremen vom Juni 2011 fiel positiv für mich aus. Leider wurde sich vorher immer auf das erste Gutachten bezogen, weswegen es schön war, eines zu haben, das nun zu meinen Gunsten sprach.

Die Gutachter in Aurich und Emden waren auch recht unfreundlich. Sie vermerkten sogar in den Gutachten, dass ich mangelnde Mitarbeit zeige. Dafür waren die Ärzte in Bremen umso freundlicher. Sie hatten ein gutes Fachwissen und klärten mich über vieles auf. Leider waren die Rentenausschüsse der BG nicht von Anfang an kooperativ und versteckten sich hinter den negativen Gutachten.

Ich legte viele Widersprüche ein, nur steht man in solchen Situationen alleine da. Es mangelt an Beratungsstellen. Ich hatte aber das Glück, jemanden an meiner Seite zu haben, der sich mit diesem Problem gut auskannte. Ohne wäre ich mir sehr hilflos vorgekommen und den Gutachtern regelrecht ausgeliefert.

Auch das Geld bringt die Gesundheit nicht zurück

Das letzte Gutachten aus dem Juni 2011 wurde anerkannt und seitdem beziehe ich eine Rente von 20 Prozent von der BG.

Diese Rente macht die psychische Belastung jedoch nicht wett. Darunter leide nicht ich allein, sondern auch meine Familie. Ich glaube sogar, dass die Belastung für Frau und Kinder noch größer ist als die für mich. Man weiß schließlich nie, wann es sich verschlimmert.

* *Namen wurden zur Wahrung der Anonymität geändert.*

Anhang

Checkliste bei Verdacht auf eine beruflich bedinge Asbest-Erkrankung

Niklas Wellmann

Was ist bei einem Berufskrankheiten-Verfahren zu beachten?

Folgende Checkliste soll Betroffenen bei einem BK-Verfahren helfen.

1. Unterlagen der Berufsgenossenschaft präzise ausfüllen

a. Datenschutzerklärung unterschreiben.
b. Behandelnde Ärzte der zuständigen BG angeben.
c. Arbeitsgeschichte so ausführlich wie möglich aufschreiben. Tipp: Extra-Blatt dafür nehmen. Es sollten alle Arbeitgeber aufgeführt und alle Tätigkeiten sehr ausführlich beschrieben werden.

2. Persönliches Gespräch mit Mitarbeiter/-innen der Berufsgenossenschaften mit Ergebnisprotokoll

a. Auf das Gespräch vorbereiten.
b. Wichtige Punkte und Gefährdungen im Arbeitsleben vorher aufschreiben.
c. Es wird ein Protokoll angefertigt: dieses aufmerksam lesen und mit eigenen Angaben akribisch vergleichen.
d. Etwaige Abweichungen auflisten und der BG mitteilen.
e. Überarbeitetes Protokoll anfordern und wieder vergleichen. Mögliche Abweichungen der Berufsgenossenschaft mitteilen.

3. Sorgfältige Gutachterauswahl

Nach dem Ausfüllen der Unterlagen (siehe Punkt 1) oder dem persönlichen Gespräch (siehe Punkt 2) erfolgt in der Regel die medizinische Begutachtung einige Wochen später durch einen geeigneten Gutachter.

a. Die BG macht drei Gutachter-Vorschläge, aus denen Sie auswählen können.
b. Es besteht aber auch die Möglichkeit, einen eigenen Gutachter vorzuschlagen.
c. Bei Unsicherheit kann auch bei seinem behandelnden Facharzt um Gutachter-Vorschläge nachgefragt werden.
d. Sich erkundigen, ob der Gutachter noch eine Kassenzulassung hat: Gutachter ohne Kassenzulassung können nur Privatpatienten behandeln oder (BG-)Gutachten erstellen. Es besteht dann die Gefahr der Abhängigkeit.
e. Folgende Anforderungen sollte ein Gutachter erfüllen:
   - hat Kompetenzen und ausgewiesene Spezialerfahrungen in Asbest-Erkrankungen
   - begutachtet unabhängig und wertfrei
   - nutzt neueste Methoden der Diagnostik
   - nimmt sich viel Zeit für Sie, gibt sich Mühe bei der Begutachtung und lässt Sie ausreden und Fragen stellen
   - kennt Ihre Akte und Krankengeschichte genau und informiert sich über Ihre Arbeitssituation
   - bemüht sich um Aufklärung von Widersprüchen bei der BG
   - beschafft sich umgehend fehlende medizinische Unterlagen (z. B. Röntgenbilder, medizinische Befunde anderer Ärzte)

4. Was tun bei einem ablehnenden Bescheid?

Bevor der Bescheid ergeht, wird die Berufsgenossenschaft in der Regel einen beratenden Arzt bitten, eine Stellungnahme zu dem erstellten Gutachten abzugeben.

Ist die Berufsgenossenschaft zu einem Ergebnis gekommen, wird der Bescheid den Arbeitgeber- und Arbeitnehmervertretern des Rentenausschusses vorgetragen. Der Rentenausschuss beschließt dann den endgültigen Bescheid.

a. Fristgerecht Widerspruch bei der BG einlegen und Akteneinsicht fordern. Unterstützung geben hier die Berufskrankheiten-Beratung, die Asbest-Selbsthilfegruppen oder fachkundige Rechtsanwälte auf dem Gebiet der Sozialversicherung.
b. Die angeforderte Akte enthält folgende Stellungnahmen:
   - Beratende Ärzte
   - Landesgewerbearzt
   - Gutachter
c. Diese Stellungnahmen genau durchlesen und auf Abweichungen zum Bescheid prüfen, z. B. Vorschlag des Gutachters 20 Prozent MdE, aber Bescheid sagt 0 Prozent MdE.
d. Bericht des Präventionsdienstes mit eigenen Aussagen und eigener Arbeitsgeschichte abgleichen.
e. Eventuelle Abweichungen herausstellen und Begründung auf diese Abweichungen stützen.

5. Was tun, wenn der Widerspruch abgelehnt wird?
Möglichkeit der Klage vor dem Sozialgericht. Die Klage muss innerhalb eines Monats eingelegt werden.

> Zuständig ist das örtlich zuständige Sozialgericht. Ein jeder kann dies per Brief selbst formulieren und zusenden oder dies durch seine Gewerkschaft erledigen lassen oder damit einen Fachanwalt beauftragen, am besten einen, der bereits ähnliche Fälle für Arbeitnehmer vertreten hat. Vorher fragen!

Auszug aus dem SGB VII

§ 1 SGB VII Prävention, Rehabilitation, Entschädigung

Aufgabe der Unfallversicherung ist es, nach Maßgabe der Vorschriften dieses Buches

1. *mit allen geeigneten Mitteln Arbeitsunfälle und Berufskrankheiten sowie arbeitsbedingte Gesundheitsgefahren zu verhüten,*
2. *nach Eintritt von Arbeitsunfällen oder Berufskrankheiten die Gesundheit und die Leistungsfähigkeit der Versicherten mit allen geeigneten Mitteln wiederherzustellen und sie oder ihre Hinterbliebenen durch Geldleistungen zu entschädigen.*

§ 9 SGB VII Berufskrankheit

(1) Berufskrankheiten sind Krankheiten, die die Bundesregierung durch Rechtsverordnung mit Zustimmung des Bundesrates als Berufskrankheiten bezeichnet und die Versicherte infolge einer den Versicherungsschutz nach § 2, 3 oder 6 begründenden Tätigkeit erleiden. Die Bundesregierung wird ermächtigt, in der Rechtsverordnung solche Krankheiten als Berufskrankheiten zu bezeichnen, die nach den Erkenntnissen der medizinischen Wissenschaft durch besondere Einwirkungen verursacht sind, denen bestimmte Personengruppen durch ihre versicherte Tätigkeit in erheblich höherem Grade als die übrige Bevölkerung ausgesetzt sind; sie kann dabei bestimmen, daß die Krankheiten nur dann Berufskrankheiten sind, wenn sie durch Tätigkeiten in bestimmten Gefährdungsbereichen verursacht worden sind oder wenn sie zur Unterlassung aller Tätigkeiten geführt haben, die für die Entstehung, die Verschlimmerung oder das Wiederaufleben der Krankheit ursächlich waren oder sein können. In der Rechtsverordnung kann ferner bestimmt werden, inwieweit Versicherte in Unternehmen der Seefahrt auch

in der Zeit gegen Berufskrankheiten versichert sind, in der sie an Land beurlaubt sind.
(2) Die Unfallversicherungsträger haben eine Krankheit, die nicht in der Rechtsverordnung bezeichnet ist oder bei der die dort bestimmten Voraussetzungen nicht vorliegen, wie eine Berufskrankheit als Versicherungsfall anzuerkennen, sofern im Zeitpunkt der Entscheidung nach neuen Erkenntnissen der medizinischen Wissenschaft die Voraussetzungen für eine Bezeichnung nach Absatz 1 Satz 2 erfüllt sind.
(3) Erkranken Versicherte, die infolge der besonderen Bedingungen ihrer versicherten Tätigkeit in erhöhtem Maße der Gefahr der Erkrankung an einer in der Rechtsverordnung nach Absatz 1 genannten Berufskrankheit ausgesetzt waren, an einer solchen Krankheit und können Anhaltspunkte für eine Verursachung außerhalb der versicherten Tätigkeit nicht festgestellt werden, wird vermutet, daß diese infolge der versicherten Tätigkeit verursacht worden ist.
(4) Setzt die Anerkennung einer Krankheit als Berufskrankheit die Unterlassung aller Tätigkeiten voraus, die für die Entstehung, die Verschlimmerung oder das Wiederaufleben der Krankheit ursächlich waren oder sein können, haben die Unfallversicherungsträger vor Unterlassung einer noch verrichteten gefährdenden Tätigkeit darüber zu entscheiden, ob die übrigen Voraussetzungen für die Anerkennung einer Berufskrankheit erfüllt sind.
(5) Soweit Vorschriften über Leistungen auf den Zeitpunkt des Versicherungsfalls abstellen, ist bei Berufskrankheiten auf den Beginn der Arbeitsunfähigkeit oder der Behandlungsbedürftigkeit oder, wenn dies für den Versicherten günstiger ist, auf den Beginn der rentenberechtigenden Minderung der Erwerbsfähigkeit abzustellen.
(6) Die Bundesregierung regelt durch Rechtsverordnung mit Zustimmung des Bundesrates

1. *Voraussetzungen, Art und Umfang von Leistungen zur Verhütung des Entstehens, der Verschlimmerung oder des Wiederauflebens von Berufskrankheiten,*

2. *die Mitwirkung der für den medizinischen Arbeitsschutz zuständigen Stellen bei der Feststellung von Berufskrankheiten sowie von Krankheiten, die nach Absatz 2 wie Berufskrankheiten zu entschädigen sind; dabei kann bestimmt werden, daß die für den medizinischen Arbeitsschutz zuständigen Stellen berechtigt sind, Zusammenhangsgutachten zu erstellen sowie zur Vorbereitung ihrer Gutachten Versicherte zu untersuchen oder auf Kosten der Unfallversicherungsträger andere Ärzte mit der Vornahme der Untersuchungen zu beauftragen,*
3. *die von den Unfallversicherungsträgern für die Tätigkeit der Stellen nach Nummer 2 zu entrichtenden Gebühren; diese Gebühren richten sich nach dem für die Begutachtung erforderlichen Aufwand und den dadurch entstehenden Kosten.*

(7) Die Unfallversicherungsträger haben die für den medizinischen Arbeitsschutz zuständige Stelle über den Ausgang des Berufskrankheitenverfahrens zu unterrichten, soweit ihre Entscheidung von der gutachterlichen Stellungnahme der zuständigen Stelle abweicht.

(8) Die Unfallversicherungsträger wirken bei der Gewinnung neuer medizinisch-wissenschaftlicher Erkenntnisse insbesondere zur Fortentwicklung des Berufskrankheitenrechts mit; sie sollen durch eigene Forschung oder durch Beteiligung an fremden Forschungsvorhaben dazu beitragen, den Ursachenzusammenhang zwischen Erkrankungshäufigkeiten in einer bestimmten Personengruppe und gesundheitsschädlichen Einwirkungen im Zusammenhang mit der versicherten Tätigkeit aufzuklären.

(9) Die für den medizinischen Arbeitsschutz zuständigen Stellen dürfen zur Feststellung von Berufskrankheiten sowie von Krankheiten, die nach Absatz 2 wie Berufskrankheiten zu entschädigen sind, Daten erheben, verarbeiten oder nutzen sowie zur Vorbereitung von Gutachten Versicherte untersuchen, soweit dies im Rahmen ihrer Mitwirkung nach Absatz 6 Nr. 2 erforderlich ist; sie dürfen diese Daten insbesondere an den zuständigen

Unfallversicherungsträger übermitteln. Die erhobenen Daten dürfen auch zur Verhütung von Arbeitsunfällen, Berufskrankheiten und arbeitsbedingten Gesundheitsgefahren verarbeitet oder genutzt werden. Soweit die in Satz 1 genannten Stellen andere Ärzte mit der Vornahme von Untersuchungen beauftragen, ist die Übermittlung von Daten zwischen diesen Stellen und den beauftragten Ärzten zulässig, soweit dies im Rahmen des Untersuchungsauftrages erforderlich ist.

§ 14 SGB VII Grundsatz (Prävention)

(1) Die Unfallversicherungsträger haben mit allen geeigneten Mitteln für die Verhütung von Arbeitsunfällen, Berufskrankheiten und arbeitsbedingten Gesundheitsgefahren und für eine wirksame Erste Hilfe zu sorgen. Sie sollen dabei auch den Ursachen von arbeitsbedingten Gefahren für Leben und Gesundheit nachgehen.

(2) Bei der Verhütung arbeitsbedingter Gesundheitsgefahren arbeiten die Unfallversicherungsträger mit den Krankenkassen zusammen.

(3) Die Unfallversicherungsträger nehmen an der Entwicklung, Umsetzung und Fortschreibung der gemeinsamen deutschen Arbeitsschutzstrategie gemäß den Bestimmungen des Fünften Abschnitts des Arbeitsschutzgesetzes teil.

(4) Die Deutsche Gesetzliche Unfallversicherung e. V. unterstützt die Unfallversicherungsträger bei der Erfüllung ihrer Präventionsaufgaben nach Absatz 1. Sie nimmt insbesondere folgende Aufgaben wahr:

1. *Koordinierung, Durchführung und Förderung gemeinsamer Maßnahmen sowie der Forschung auf dem Gebiet der Prävention von Arbeitsunfällen, Berufskrankheiten und arbeitsbedingten Gesundheitsgefahren,*
2. *Klärung von grundsätzlichen Fach- und Rechtsfragen zur Sicherung der einheitlichen Rechtsanwendung in der Prävention.*

§ 17 SGB VII Überwachung und Beratung

(1) Die Unfallversicherungsträger haben die Durchführung der Maßnahmen zur Verhütung von Arbeitsunfällen, Berufskrankheiten, arbeitsbedingten Gesundheitsgefahren und für eine wirksame Erste Hilfe in den Unternehmen zu überwachen sowie die Unternehmer und die Versicherten zu beraten.

(2) Soweit in einem Unternehmen Versicherte tätig sind, für die ein anderer Unfallversicherungsträger zuständig ist, kann auch dieser die Durchführung der Maßnahmen zur Verhütung von Arbeitsunfällen, Berufskrankheiten, arbeitsbedingten Gesundheitsgefahren und für eine wirksame Erste Hilfe überwachen. Beide Unfallversicherungsträger sollen, wenn nicht sachliche Gründe entgegenstehen, die Überwachung und Beratung abstimmen und sich mit deren Wahrnehmung auf einen Unfallversicherungsträger verständigen.

(3) Erwachsen dem Unfallversicherungsträger durch Pflichtversäumnis eines Unternehmers bare Auslagen für die Überwachung seines Unternehmens, so kann der Vorstand dem Unternehmer diese Kosten auferlegen.

§ 18 SGB VII Aufsichtspersonen

(1) Die Unfallversicherungsträger sind verpflichtet, Aufsichtspersonen in der für eine wirksame Überwachung und Beratung gemäß § 17 erforderlichen Zahl zu beschäftigen.

(2) Als Aufsichtsperson darf nur beschäftigt werden, wer seine Befähigung für diese Tätigkeit durch eine Prüfung nachgewiesen hat. Die Unfallversicherungsträger erlassen Prüfungsordnungen. Die Prüfungsordnungen bedürfen der Genehmigung durch die Aufsichtsbehörde.

§ 26 SGB VII Grundsatz (Rehabilitation)

(1) Versicherte haben nach Maßgabe der folgenden Vorschriften und unter Beachtung des Neunten Buches Anspruch auf Heilbehandlung einschließlich Leistungen

zur medizinischen Rehabilitation, auf Leistungen zur Teilhabe am Arbeitsleben und am Leben in der Gemeinschaft, auf ergänzende Leistungen, auf Leistungen bei Pflegebedürftigkeit sowie auf Geldleistungen. Sie können einen Anspruch auf Ausführung der Leistungen durch ein Persönliches Budget nach § 17 Abs. 2 bis 4 des Neunten Buches in Verbindung mit der Budgetverordnung und § 159 des Neunten Buches haben; dies gilt im Rahmen des Anspruches auf Heilbehandlung nur für die Leistungen zur medizinischen Rehabilitation.

(2) Der Unfallversicherungsträger hat mit allen geeigneten Mitteln möglichst frühzeitig

1. *den durch den Versicherungsfall verursachten Gesundheitsschaden zu beseitigen oder zu bessern, seine Verschlimmerung zu verhüten und seine Folgen zu mildern,*
2. *den Versicherten einen ihren Neigungen und Fähigkeiten entsprechenden Platz im Arbeitsleben zu sichern,*
3. *Hilfen zur Bewältigung der Anforderungen des täglichen Lebens und zur Teilhabe am Leben in der Gemeinschaft sowie zur Führung eines möglichst selbständigen Lebens unter Berücksichtigung von Art und Schwere des Gesundheitsschadens bereitzustellen,*
4. *ergänzende Leistungen zur Heilbehandlung und zu Leistungen zur Teilhabe am Arbeitsleben und am Leben in der Gemeinschaft zu erbringen,*
5. *Leistungen bei Pflegebedürftigkeit zu erbringen.*

(3) Die Leistungen zur Heilbehandlung und zur Rehabilitation haben Vorrang vor Rentenleistungen.

(4) Qualität und Wirksamkeit der Leistungen zur Heilbehandlung und Teilhabe haben dem allgemein anerkannten Stand der medizinischen Erkenntnisse zu entsprechen und den medizinischen Fortschritt zu berücksichtigen. Sie werden als Dienst- und Sachleistungen zur Verfügung gestellt, soweit dieses oder das Neunte Buch keine Abweichungen vorsehen.

(5) Die Unfallversicherungsträger bestimmen im Einzelfall Art, Umfang und Durchführung der Heilbehandlung und der Leistungen zur Teilhabe sowie die Einrichtungen, die diese Leistungen erbringen, nach pflichtgemäßem Ermessen. Dabei prüfen sie auch, welche Leistungen geeignet und zumutbar sind, Pflegebedürftigkeit zu vermeiden, zu überwinden, zu mindern oder ihre Verschlimmerung zu verhüten.

§ 56 SGB VII Voraussetzungen und Höhe des Rentenanspruchs

(1) Versicherte, deren Erwerbsfähigkeit infolge eines Versicherungsfalls über die 26. Woche nach dem Versicherungsfall hinaus um wenigstens 20 vom Hundert gemindert ist, haben Anspruch auf eine Rente. Ist die Erwerbsfähigkeit infolge mehrerer Versicherungsfälle gemindert und erreichen die Vomhundertsätze zusammen wenigstens die Zahl 20, besteht für jeden, auch für einen früheren Versicherungsfall, Anspruch auf Rente. Die Folgen eines Versicherungsfalls sind nur zu berücksichtigen, wenn sie die Erwerbsfähigkeit um wenigstens 10 vom Hundert mindern. Den Versicherungsfällen stehen gleich Unfälle oder Entschädigungsfälle nach den Beamtengesetzen, dem Bundesversorgungsgesetz, dem Soldatenversorgungsgesetz, dem Gesetz über den zivilen Ersatzdienst, dem Gesetz über die Abgeltung von Besatzungsschäden, dem Häftlingshilfegesetz und den entsprechenden Gesetzen, die Entschädigung für Unfälle oder Beschädigungen gewähren.

(2) Die Minderung der Erwerbsfähigkeit richtet sich nach dem Umfang der sich aus der Beeinträchtigung des körperlichen und geistigen Leistungsvermögens ergebenden verminderten Arbeitsmöglichkeiten auf dem gesamten Gebiet des Erwerbslebens. Bei jugendlichen Versicherten wird die Minderung der Erwerbsfähigkeit nach den Auswirkungen bemessen, die sich bei Erwachsenen mit gleichem Gesundheitsschaden ergeben würden. Bei der Bemessung der Minderung der Erwerbsfähigkeit werden

Nachteile berücksichtigt, die die Versicherten dadurch erleiden, dass sie bestimmte von ihnen erworbene besondere berufliche Kenntnisse und Erfahrungen infolge des Versicherungsfalls nicht mehr oder nur noch in vermindertem Umfang nutzen können, soweit solche Nachteile nicht durch sonstige Fähigkeiten, deren Nutzung ihnen zugemutet werden kann, ausgeglichen werden.
(3) Bei Verlust der Erwerbsfähigkeit wird Vollrente geleistet; sie beträgt zwei Drittel des Jahresarbeitsverdienstes. Bei einer Minderung der Erwerbsfähigkeit wird Teilrente geleistet; sie wird in der Höhe des Vomhundertsatzes der Vollrente festgesetzt, der dem Grad der Minderung der Erwerbsfähigkeit entspricht.

Nachwort des Verlegers

Klaus Kellner

Silvia Schön hat als Abgeordnete von Bündnis 90/DIE GRÜNEN sowie als Vizepräsidentin der Bremischen Bürgerschaft (Landtag) wahrlich bereits ein enormes Arbeitspensum zu bewältigen. Sich zusätzlich und kontinuierlich um die Anerkennung und Besserstellung der Asbestgeschädigten zu kümmern, verlangt Respekt. Das jahrelange Engagement für ein scheinbar randständiges Thema, das nicht durch ein temporäres »Empört Euch« geregelt werden kann, ist besonders lobenswert.

Umkehr der Beweislast

Dieses Buch und die darin geforderten Konsequenzen werden den schmerzhaft Betroffenen helfen, ihre Lage den Zuständigen und Verantwortlichen in den Berufsgenossenschaften, Gewerkschaften, deren Abgesandten in den Ausschüssen sowie Politikern/-innen aller Farben und Religionen unvergesslich nahezubringen. Kann von den genannten Personen erwartet werden, sich nicht hinter der jetzigen Rechtslage zu verstecken, sondern die bestehenden Ermessensspielräume konsequent auszuschöpfen sowie andere Gesetze zu verlangen und zu beschließen? Warum orientieren wir uns nicht an den Regelungen in Finnland, Frankreich, Dänemark, Italien etc.? (siehe Seite 80 ff.)

Sind alle Ärzte unabhängige Gutachter?

Angesichts zahlreicher negativer Gutachten bezüglich der Arbeitserkrankungen darf gefragt werden, wie hoch die von den BG gezahlten Honorare sind. Für die fachärztlich erforderliche, qualifizierte Erhebung der Arbeitsvorgeschichte, die bei Asbestkrebsopfern bis zu zwei Stunden erfordern kann, ist allerdings bisher ein Nulltarif, das heißt keinerlei Gebührenziffer vorgesehen! Freiberuflich tätige Ärzte müssen stetige Einkünfte erzielen. Aufträge von den BG zählen dazu. Um dauerhaft Aufträge zugeteilt zu bekommen, muss man sich generell bei potenziellen Auftraggebern positiv bemerkbar gemacht haben. Das gilt für jedes Gewerbe. Aber auch manche angestellte Mediziner möchten zusätzliche Einnahmen ohne allzu viel Zeitverlust generieren. Zusammenhangsgutachten bei Latenzschäden erfordern jedoch höchste fachärztliche Qualifikationen - meist fachübergreifend. Sie sind daher lediglich dann finanziell kostendeckend, wenn sie wenig zeitaufwändig und tiefschürfend, das heißt für die Patienten negativ, erstattet werden.

Sind Richter/-innen allwissend und weise?

Richter an Sozialgerichten haben eine juristische Ausbildung. Sie müssen mittels den ihnen vorgelegten Meinungen und Fakten, aber auch medizinische Aspekte beurteilen. Es ist daher unvermeindlich, den fehlenden Sachverstand mittels Gutachten auszugleichen. Richter/-innen erteilen deshalb Aufträge. Um dauerhaft Aufträge zugeteilt zu bekommen, müssen sich potenzielle Gutachter in der Regel besonders bemerkbar gemacht haben. Das gilt für jede Institution.

Beiträge sind absetzbare Kosten

Zu fragen ist auch, warum die Unternehmen bzw. deren Vertreter in den BG und deren Angestellte das Elend der Asbestgeschädigten zwar kennen, aber offenbar ungern mildern möchten - oder? Der gesundheitliche Schaden ist ohnehin nicht reparabel, es handelt sich überwiegend nur noch um finanzielle Hilfen.

Wenn die tangierten BG pro Mitgliedsbetrieb und Jahr zusätzlich ungefähr 25 bis 50 Euro einziehen würden, könnte unbürokratisch geholfen werden. Auch stünden dann weitere BG-Beschäftigte für Kontrollaufgaben zur Verfügung und wären Sozialrichter/-innen nicht mehr derartig überlastet und persönlich belastet.

Letztlich geht es nur ums Geld
- oder das Leben der anderen. Was ist wichtiger?

Die Fachautoren/-innen

Banduch, Isabella

Geboren in Stettin, arbeitet als Wissenschaftlerin bei der Kooperationsstelle Hamburg IFE GmbH (KOOP IFE). Sie ist Biotechnologin und Umweltschutzingenieurin. Zu ihren Aufgabenfeldern gehören u. a. Themen der Arbeitssicherheit und Substitution von gefährlichen Chemikalien. Die KOOP IFE ist ein Institut für nationale und internationale Forschung, Entwicklung, Evaluation und Beratung im Bereich des betrieblichen Arbeits-, Umwelt- und Gesundheitsschutzes.

Ehmke, Harm

Gewerkschaftsmitglied seit 1965, in Arbeitnehmervertreterfunktionen nach dem Betriebsverfassungs- sowie nach dem Mitbestimmungsgesetz von 1987 bis 2007, in der Selbstverwaltung der gesetzlichen Unfallversicherung (ehemals BGFE, jetzt BGETEM) von 1991 bis 2011; im Vorstand von 1998 und dann als Vorstandsvorsitzender von 2005 bis 2010. Beruf: gelernter Maschinenschlosser, staatlich geprüfter Techniker. Berufserfahrung im Maschinenbau, Automobilzulieferindustrie, Schiffbau und Flugzeugbau, jeweils in Bremen.

Heilmann, Joachim

Studierte Jura, war von 1974 bis 1993 akademischer Oberrat an der Universität Hannover, von 1994 bis zu seiner Pensionierung 2007 Professor für Bürgerliches Recht und Arbeitsrecht an der Universität Lüneburg und ist bis heute an der Leibniz-Akademie (FH) Hannover. Außerdem ist er seit 2008 Experte und Berater bei der MSS-Unternehmerhilfe e. G. in Hannover auf den Gebieten Arbeits- und Gesundheitsschutz, Juristische Fragestellungen tätig. Daneben hatte er den Einigungsstellenvorsitz in vielen betrieblichen Konflikten inne und ist als Schlichter bei der IG Metall geführt.

Gehring, Rolf

Ist in Hannover geboren, arbeitet heute als Gewerkschaftssekretär bei der Europäischen Föderation der Bau- und Holzarbeiter (EFBH) in Brüssel. Die EFBH ist ein europäischer Gewerkschaftsverband, der die Beschäftigten im Bausektor, der Holzwirtschaft und dem Möbelsektor vertritt. Rolf Gehring ist Schlosser, Diplompädagoge und bearbeitet innerhalb der EFBH die Schwerpunkte Arbeitsschutz, Berufsbildung und Arbeitnehmervertretung.

Piri, Stefano

Geboren in Genua, koordiniert Stefano Piri derzeit für die Europäische Föderation der Bau- und Holzarbeiter (EFBH) die europaweite Asbest-Kampagne. Er studierte in Genua und Turin und schloss sein Studium mit dem Master für Internationale Beziehungen und Menschenrechte ab.

Stefano Piri lebt in Brüssel und arbeitete im Europäischen Parlament. Seine Arbeitsschwerpunkte sind Soziale Beziehungen, Migration und Grundrechte.

Andrea Quick

Geboren in Solingen/NRW, hat nach ihrer Ausbildung zur Bankkauffrau in Bremen, Paris und Toulouse Kulturwissenschaft und Romanistik studiert. Seit 2001 ist sie Mitarbeiterin der grünen Bürgerschaftsfraktion. Dort war sie zunächst zuständig für Öffentlichkeitsarbeit und Internet sowie stellvertretende Pressesprecherin. 2007 wechselte sie ihr Tätigkeitsfeld bei der grünen Fraktion und ist seitdem als Parlamentsreferentin tätig, aktuell für die Bereiche Frauen, Gesundheit, Wissenschaft und Weiterbildung.

Spalek, Rolf

Gelernter Maler, ehemaliger Betriebsrat »Bremer Vulkan« und Berater für Kolleginnen und Kollegen mit Verdacht auf eine Berufskrankheit mit Schwerpunkt Erkrankung durch Asbest. Ehemaliger Berater für Berufserkrankte in Bremen.

Wellmann, Niklas

Geboren in Osterode am Harz, studierte Niklas Wellmann in Bremen Sozial- und Gesundheitswissenschaften (MPH), arbeitete am Leibniz-Institut für Präventionsforschung und Epidemiologie (BIPS) und ist ehemaliger Betriebsrat des Bremer Konzerthauses »Die Glocke«. Niklas Wellmann leitet heute die Beratungsstelle zu Berufskrankheiten bei der Arbeitnehmerkammer Bremen.

Herausgeber/-in & Fachautor/-in

Schön, Silvia

Silvia Schön wurde 1959 in Bremen geboren. Sie hat in Bremen und Strasbourg Biologie studiert, war AStA-Vorsitzende, Mitglied des Akademischen Senats sowie diverser Berufungskommissionen und arbeitete als Journalistin.

Nach dem Abschluss als Diplom-Biologin übernahm sie die Fraktionsgeschäftsführung der grünen Kreistags- und Stadtratsfraktion in Unna. 1990 wurde sie Geschäftsführerin der Bremer Umwelt Beratung. Gleichzeitig hat sie über mehrere Jahre die IG Metall in Arbeitsschutzfragen beraten. 2001 bis 2002 war sie eine der Landesvorsitzenden der Bremer Grünen. Seit 2003 ist sie Mitglied der Bremischen Bürgerschaft (Landtag) und Sprecherin der Grünen-Franktion für Wissenschaft und Weiterbildung, seit 2007 Vorsitzende des Ausschusses für Wissenschaft und seit 2011 Vizepräsidentin der Bremischen Bürgerschaft.

Woitowitz, Hans-Joachim

Hans-Joachim Woitowitz wurde 1935 in Allenstein, Ostpreußen, geboren. Er studierte Humanmedizin in Marburg, promovierte zum Dr. med. in Köln und habilitierte für Arbeitsmedizin und Sozialmedizin in Erlangen.

Frühzeitig erkannte er die Gefährlichkeit von Asbest und trug mit seinen Forschungsarbeiten maßgeblich zur Aufklärung und Gefahrenbegrenzung bei. 1974 wurde er Professor für Arbeitsmedizin an der Universität Gießen und leitete dort das Institut und die Poliklinik für Arbeits- und Sozialmedizin bis zu seiner Emeritierung im Jahre 2004. Für seinen Einsatz zur Prävention von Berufskrankheiten und für sein Eintreten für Asbest-Opfer erhielt er 2006 den Ramazzini Award des Collegium Ramazzini Bologna/New York sowie 2013 die Paracelsus-Medaille der Deutschen Ärzteschaft.

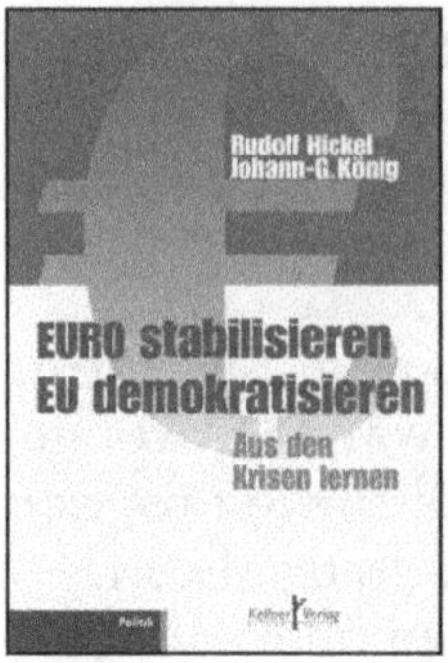

Rudolf Hickel, Johann-G. König

EURO stabilisieren - EU demokratisieren

Aus den Krisen lernen

Das ist neu: Ein Wirtschafts- und ein Sozialwissenschafter formulieren gemeinsam, wie die EU und der EURO zugunsten der Menschen (und nicht des Kapitals) verbessert und konsolidiert werden können. Machbare Vorschläge zur Überwindung der zunehmenden EU-Skepsis und zur Fortführung des Integrationsprozesses. *288 Seiten, 14 x 21,5 cm, € 16,90*

Betriebsrat - was tun?

Leitfaden für eine erfolgreiche Amtszeit

Es ist wichtig, sich schnell über die Aufgaben und Rechte informieren zu können. Dieser Leitfaden erläutert kurz gefasst die wichtigsten Gesetzesgrundlagen und Handlungsmöglichkeiten für die erfolgreiche Betriebsratsarbeit. Frei von Juristen-Deutsch.
144 Seiten, 14 x 20 cm, € 12,90

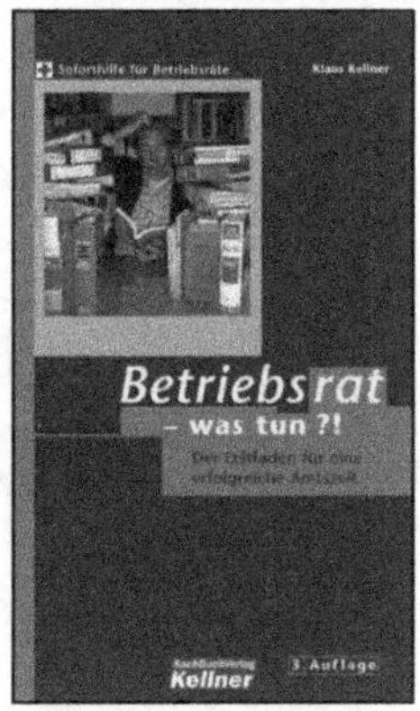

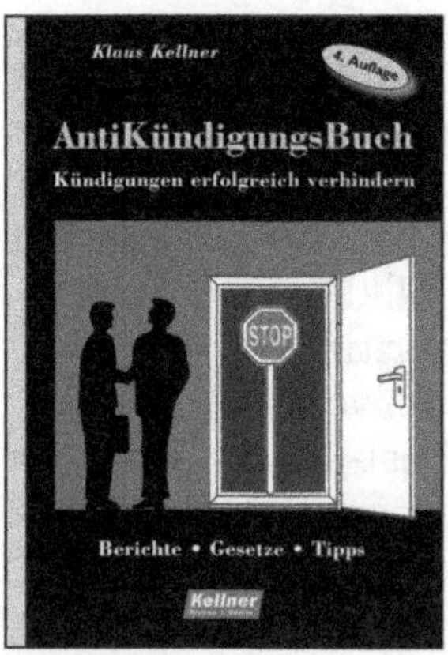

Klaus Kellner

Das AntiKündigungsBuch

Kündigungen erfolgreich verhindern

Ein »schlitzohriger« Ratgeber für MAVen zum Kündigungsschutz mit 20 authentischen Praxisbeispielen und Original-Dokumenten zu erfolgreich abgewehrten Kündigungsversuchen. Das Buch wird gebraucht: Vierte, überarbeitete Auflage. *A5, 128 Seiten, € 14,90*

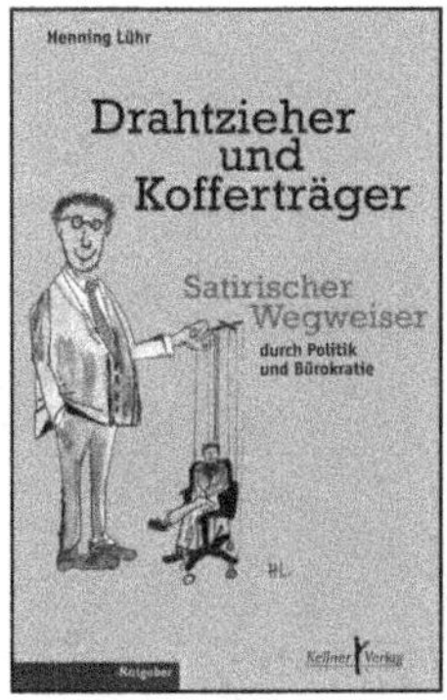

Henning Lühr

Drahtzieher und Kofferträger

Satirischer Wegweiser
Insiderjargon aus Politik und Bürokratie endlich verstehen ...

... ist das Anliegen von Staatsrat Lühr, der aus seinem eigenen Büroalltag weiß, wer »Häuptling Große Schnauze« ist und welche Ziele »All-Round-Dilettanten« in »Bürokratien« verfolgen. Hier werden über 500 Insider-Begriffe unterhaltsam-ironisch erläutert. *184 Seiten, 13,5 x 21 cm, € 12,90*

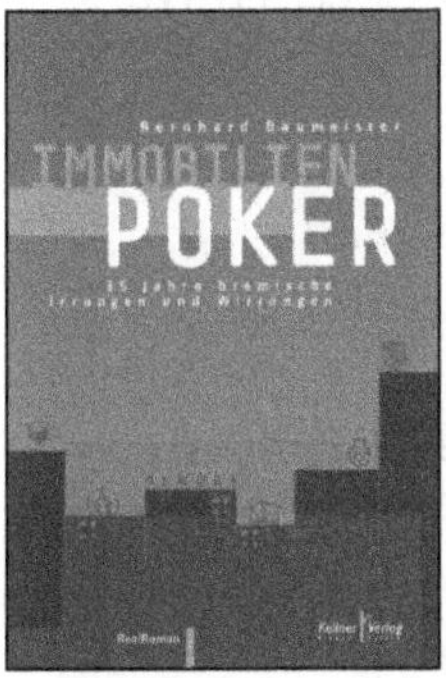

Bernhard Baumeister

Immobilien-Poker

In diesem Real-Roman treten auf: Kleine und große Politiker/innen, etliche Gewerkschafter/innen, Betriebsräte und Vorstandsmitglieder bremischer Wohnungsbaufirmen, wie auch Immobilienmakler der speziellen Art. Spannende Intrigen mit manchmal überraschenden Wendungen bilden die Kulisse und Bühne für diese 35 Jahre bremischen Panoptikums. *208 S., 14 x 21,5 cm, € 9,90*

Jürgen Bauer

Die Fahrkarten bitte

Betriebsrat bei der Bahn

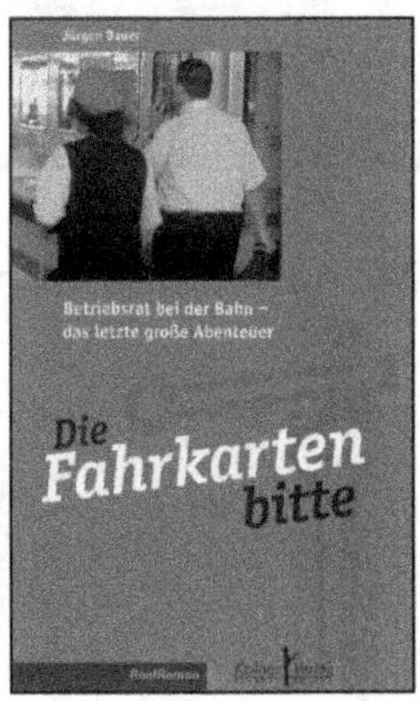

Nicht nur Pleiten, Pech und Pannen, sondern authentische Erlebnisse und überraschende Einblicke hinter die Kulissen eines Konzerns liefert dieser Real-Roman. Der Autor schildert abenteuerliche Erlebnisse sowohl aus Sicht der Beschäftigten als auch der Reisenden. *208 S., 12 x 20 cm, € 9,90*

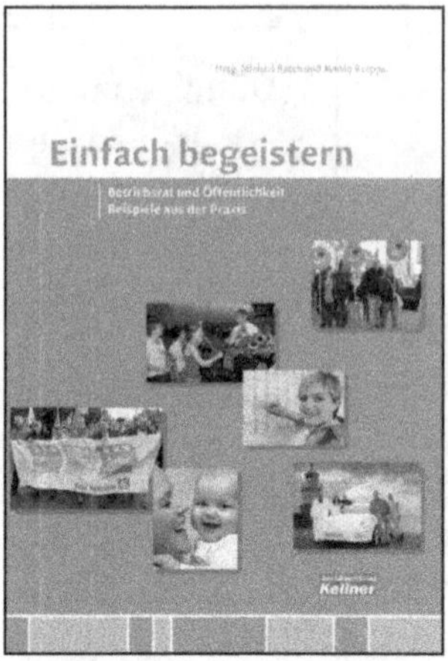

Öffentlichkeit und Betriebsrat
»Einfach begeistern«

Wie schaffen es Betriebsräte, über ihre Arbeit so zu informieren, dass die Beschäftigten ihnen vertrauen und sie unterstützen? Bebilderte Erfahrungsberichte von betrieblichen Praktikern und PR-Experten zeigen anhand von Beispielen erfolgreiche Methoden und Wege, wie der Informationsfluss zwischen dem Betriebsrat und den Beschäftigten am besten funktioniert. Herausgegeben von der Bremer »Praxis für Öffentlichkeit«.
216 farbige Seiten, 17 x 24 cm, € 29,90

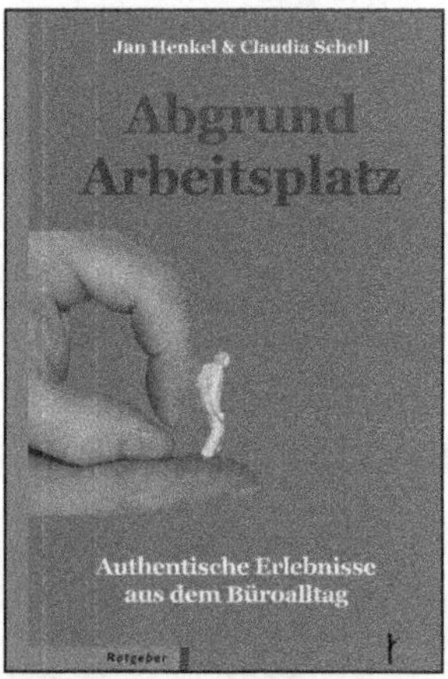

Jan Henkel, Claudia Schell
Abgrund Arbeitsplatz

Stress durch zu viele Überstunden, Mobbing am Arbeitsplatz und unglaublich hoher Druck: Wem kommt das nicht bekannt vor? Ungerechtigkeiten, denen Beschäftigte Tag für Tag ausgeliefert sind, werden hier offen angesprochen. Man muss sich schon wundern, wie dreist so mancher Arbeitgeber auftritt und wie loyale Beschäftigte, die sich oft jahrelang für die Firma opferten, skrupellos abserviert werden. *96 Seiten, A5, € 9,90*